Las drogas

9-4-81

Sección: Ciencia y Técnica

Peter Laurie:

Las drogas

Aspectos médicos, psicológicos y sociales

El Libro de Bolsillo
Alianza Editorial
Madrid

Título original: *Drugs Medical, Psychological and Social Facts*
Traductora: Cristina Alvarez de Lorenzana

Primera edición en «El Libro de Bolsillo»: 1969
Segunda edición en «El Libro de Bolsillo»: 1970
Tercera edición en «El Libro de Bolsillo»: 1973
Cuarta edición en «El Libro de Bolsillo»: 1974
Quinta edición en «El Libro de Bolsillo»: 1979
Sexta edición en «El Libro de Bolsillo»: 1980

Calle Milán, 38; ☎ 200 00 45
ISBN: 84-206-1186-7
Depósito legal: M. 613-1980
Impreso en Closas-Orcoyen, S. L. Martínez Paje, 5. Madrid-29
Printed in Spain

Prefacio

Este libro intenta compendiar en forma elemental nuestros principales conocimientos—y aún más, nuestra ignorancia—sobre las drogas. Trata asimismo de indagar los procedimientos para definir y controlar el daño que las drogas producen en la personalidad de los individuos y en la sociedad. Este trabajo no ha sido concebido como un manual sobre las clases de drogas, poco numerosas, que en él se mencionan, sino más bien como base para una discusión racional acerca del problema de las drogas en la sociedad y como un vehículo para proponer algunas actitudes nuevas hacia ellas. Si esto parece trivial, debe recordarse que, aunque se han publicado unos diez mil trabajos científicos acerca de esta materia en los últimos cincuenta años (mil exclusivamente sobre los alucinógenos), la información sólida sobre el tema es asombrosamente escasa. El tema de las drogas estimula entre los científicos—al igual que entre los profanos—corrientes interminables de evidencia subjetiva y narrativa, de pretensiones descabelladas y de reiteraciones. Mi propósito ha sido seleccionar y reunir algunos elementos útiles de entre esta masa vasta y amorfa. Si el lector termina este libro sintiéndose no más enterado, sino más confuso que antes, se encontrará en la misma situación que el profesional honesto. De entre todos los problemas sociales, el abuso de las drogas es el de tratamiento más difícil y el más inexplicable; nadie en el mundo posee la respuesta adecuada. Quizá resulte necesario aclarar mi propia actitud hacia las drogas. Aparte de un par de experimentos con bencedrina en la escuela durante los años cincuenta—en la época de la locura del inhalador—y de dos experiencias bastante malogradas con LSD y hachís, que referiré más adelante, no he tomado drogas, y no estoy tampoco muy tentado de hacerlo. Si el LSD pudiera tomarse bajo las condiciones esbozadas en la página 195, quizá probara de nuevo, del mismo modo que me aventuraría con curiosidad en cualquier otra experiencia poco usual. La sociedad de los consumidores de drogas no me parece particularmente interesante—es probable que la culpa de esto sea mía—y considero que en la vida hay demasiadas cosas que realizar como para ocuparse de conocerla. Creo que pertenezco a este tipo de personas a las que ninguna droga altera; no fumo y bebo raras veces, al menos en comparación con la generación de mis padres.

En líneas generales, los que se ocupan de las drogas —profanos y expertos—tienden a dividirse de un modo bien definido en pesimistas respecto a la humanidad (aquellos que consideran las drogas como una perversión y corrupción de la personalidad) y optimistas (aquellos que piensan que nada, ni siquiera las drogas, puede cambiar de una forma definitiva la verdadera realidad de las personas). Probablemente ambos puntos de vista son igualmente erróneos, pero debo admitir que me encuentro entre los que piensan de la segunda manera.

Puede parecer atrevido que un periodista sin formación médica alguna escriba sobre una materia tan técnica, pero mi justificación se apoya en que: *a*) este campo abarca tantas disciplinas que ninguna persona está profesionalmente lo bastante cualificada como para tratarlo en su totalidad; *b*) que yo sepa, nadie mejor cualificado que yo lo ha hecho recientemente *; *c*) en esta época de expertos y técnicos, es quizá conveniente que personas legas, pero al mismo tiempo no adoctrinadas, hagan una especie de análisis de divulgación sobre el trabajo científico, repasando lo que se ha hecho y preguntando: ¿hasta qué punto ayuda esto a la sociedad?

Este libro será probablemente criticado por decir muy poco acerca de los consumidores británicos de drogas y por hablar demasiado de los americanos. Ciertamente, hubiera sido mejor realizar un retrato del consumidor británico, si se hubiese podido hacerle comprensivo, exacto y, sobre todo, con datos indiscutibles. Pero llevar a cabo una investigación tal—ambiciosa desde todos los puntos de vista—era completamente imposible con los materiales que tenía a mi disposición. La experiencia muestra que los «estudios» informales realizados por una sola persona sobre problemas sociales revelan más acerca de los prejuicios de sus autores que sobre los hechos objetivos del asunto. Este tipo de trabajo a menudo despista mucho y sirve como pauta engañosa para investigaciones posteriores y mejores. Un estudio digno de confianza sobre los consumidores de drogas sería una tarea obvia y esencial para el Comité Consultivo Permanente, que espero entre en funcionamiento a fines de año. Querer anticipar su trabajo sería irresponsable y sin sentido.

Debo gratitud a mucha gente: a los bibliotecarios de las bibliotecas de Wellcome, de la Asociación Médica Británica y de la Real Sociedad de Medicina por permitirme consultar sus libros. Debo dar también las gracias a los toxicómanos y doctores que hablaron conmigo, al comandante Millen, de la Policía Metropolitana, y a otros funcionarios de la Policía con los cuales me entrevisté. Finalmente, debo agradecer al personal de la Rama de Narcóticos, del Ministerio del Interior, y al profesor G. M. Carstairs, de la Universidad de Edimburgo, que

* Exceptuando, desde luego, al doctor Robert de Ropp, en su excelente libro *Drugs and the Mind*, Gollancz, London, 1958, aunque abarca un campo ligeramente diferente.

me sugirieron líneas de pensamiento e investigación muy útiles, y que suprimieron muchos de los más graves errores de mi manuscrito. Hubiera sido humanamente imposible eliminarlos todos.

1. El significado de la droga

A los efectos de este libro, una *droga* es cualquier sustancia química que altera el estado de ánimo, la percepción o el conocimiento y de la que se abusa con un aparente perjuicio para la sociedad. Excluimos el alcohol como droga, ya que nuestra sociedad depende de él, y, como parece haberlo demostrado la Ley Seca, su ausencia forzosa perjudica más todavía que su presencia legal.

Para mucha gente, la característica más importante y peligrosa de las drogas es su carácter somáticamente habituador, su capacidad de producir toxicomanía. Para empezar, la semántica: todavía está vivo un prolijo debate acerca de qué palabras designan adecuadamente el abuso de las drogas. En inglés, está muy extendido el uso del término «addict» y de las palabras que de él se derivan («addiction», «addictive», «addictiveness»). Aunque pasado de moda, el término todavía designa popularmente la amenaza de la droga *. En este libro, «toxicómano» y

* En esta edición española se ha optado por traducir «addict» por «toxicó-

«toxicomanía» se usarán solamente respecto a las drogas que producen cambios somáticos en el consumidor, perpetuando así su uso. Quiere decirse con ello que en esos casos se establece una «tolerancia» en el «toxicómano» y que éste necesita una mayor dosis de droga para evitar los síntomas de abstinencia o para alcanzar la misma intensidad de efectos.

Puede pensarse que hemos resuelto el problema de esta manera. Las drogas productoras de toxicomanía esclavizan, habitúan físicamente; las restantes no lo hacen. Bastaría con encontrar un antídoto o un sustitutivo inocuo para que el problema de las drogas terminara. Por desgracia, la cuestión es bastante más complicada. Las drogas más comunes de entre las que producen toxicomanía son el alcohol, la morfina, la heroína y los barbitúricos. Sin embargo, hay muchos ejemplos de personas que las toman sin depender de ellas, física o psíquicamente, y también hay ejemplos de personas que llegan a depender en grado extremo de drogas que no llevan aparejados grandes cambios somáticos, como la *cannabis*. A pesar de todo, la distinción entre drogas que producen o no toxicomanía, esto es, habituación física, puede seguir utilizándose, aunque sólo sea por una razón negativa: la cuestión posee poca importancia.

La Organización Mundial de la Salud ha recomendado el uso del término «dependencia»:

Los individuos pueden llegar a depender de una gran cantidad de sustancias químicas que abarcan la clasificación íntegra de los efectos farmacodinámicos, desde la estimulación hasta la depresión. Todas estas drogas tienen en común el hecho de ser capaces de crear en algunos individuos un estado mental que se designa como dependencia psíquica. Se trata de un impulso hacia la administración periódica o crónica de la sustancia, por puro placer o para evitar la intoxicación crónica con drogas psicotrópicas. En

mano», y «addiction» por «toxicomanía», como regla general, por considerar que la utilización de esos términos castellanos es preferible, a pesar de su laxitud, a los neologismos sumamente equívocos de «adicto» y «adicción». En determinados contextos se ha traducido «addictiveness» por «habituación», en sentido de habituación somática, que debe ser distinguida de las formas de habituación psicológica, que el autor analiza a propósito de las drogas que no producen toxicomanía (p. ej., la marihuana o los alucinógenos). (*N. del E.*)

cierto tipo de drogas puede incluso ser el único factor implicado, aun en los casos más intensos de abuso anhelante y compulsivo [1].

Debo añadir que la gente se hace dependiente no sólo de las drogas, sino también de las experiencias que las drogas proporcionan, y aún de las experiencias obtenidas con independencia de las drogas. Hay muchas personas en nuestra sociedad que necesitan la satisfacción de conducir de prisa tanto como los toxicómanos sus drogas, y esta obsesión ocasiona un daño notablemente más grande a la sociedad que el uso de las drogas. Cuando nos paramos a pensar sobre el conductor delincuente, vemos que es producto de una coyuntura, de una personalidad inadecuada y de un mal entrenamiento; pero, en cambio, nos gusta ver en el toxicómano la trágica víctima de un deleite irresistible.

El debate acerca de la toxicomanía y de la habituación física, así como la inútil indagación acerca de si esta o aquella droga cae dentro de una u otra clase, ha sido quizá erróneamente planteado. Se ha supuesto que el hecho de apoderarse o no del sistema psicofísico de los consumidores es una particularidad farmacológica de ciertas drogas. Pero, entonces, ¿cómo se explica el hecho de que algunas personas que toman heroína puedan luego abandonarla?

Los experimentos de Pávlov demostraron que cualquier experiencia puede ser asociada en la mente, involuntaria e inconscientemente, con cualquier otra con tal de que la una ocurra poco después de la otra. Si las condiciones son buenas, la conexión puede ser sumamente sólida y duradera; cada vez que se repita, los vínculos se reforzarán. Así, cuando nos encontramos con alguien del cual se dice que es toxicómano de marihuana (la cual, sin embargo, no produce ninguna habituación física), en el sentido de que la exige, de que dice que no puede vivir sin ella, de que se muestra deprimido cuando le falta, etcétera (ver pág. 107 para un ejemplo), nos encontramos ante una situación producida a la vez por los efectos placenteros de la droga, por la inhóspita vida interior del toxicómano y por las condiciones sociales favorables bajo las cuales ha utilizado la droga. Ese sujeto se ha condicionado a la droga de una manera pavloviana como única fuente de placer, y cada vez que encuentra placer en la droga, su dependencia se agudiza. Al mismo tiempo, por ser el tipo de persona que es y por llevar la vida que lleva, hace que las posibilidades de descubrir nuevas fuentes de gratificación—como las buenas relaciones con la esposa y el gusto por el trabajo—sean cada vez más remotas. Se propuso esta idea para explicar las misteriosas recaídas de aquellos heroinómanos que, con frecuencia, vuelven a hacer uso de la droga, décadas después de su curación, cuando todo indicaba que tendrían numerosas razones para no hacerlo. Esta teoría mantiene que tales personas llegaron a depender de la heroína a causa del alivio que proporcionaba a su ansiedad. Entonces, siempre que algo les amenazaba, se inyectaban; años después, la ansiedad, cuando es suficientemente fuerte, vence a la tardía desintoxicación [2].

Lo único que se necesita para el condicionamiento y la dependencia es que la droga produzca algún efecto. Puesto que, por definición, toda droga produce efectos psíquicos, cualquier droga puede conducir a la dependencia siempre que se experimente de forma apropiada y por la persona apropiada. Pero no necesitamos limitar el razonamiento a los productos químicos ingeridos o inyectados. Los trajes son también ayudas artificiales metabólicas que cumplen muchos de los requisitos o características de las drogas suscitadoras de dependencia. Todos nosotros —quiero decir todos los hombres—dependemos en gran medida de nuestros pantalones; si nos los quitaran, podríamos sufrir una tensión física y psíquica paralizadora. Los zapatos son otro ejemplo. Tenemos un nombre —el de «fetichistas»—para las personas que dependen excesivamente de tales objetos.

Como guía para los capítulos siguientes, he aquí un cuadro en el que se representan los principales efectos de las drogas que se estudian en este libro. Para poder comparar, se incluyen en él también un par de sustancias diferentes.

Cuadro 1. Principales efectos de las drogas

	Anhelo	Notables efectos psíquicos	Dependencia psíquica	Tolerancia	Dependencia física	Psicotóxicos por abstinencia
Heroína y morfina	x		x	x	x	
Barbitúricos..	x	x	x	x	x	x
Alcohol	x	x	x	x	x	x
Bromuros ...		x	x			x
Cocaína	x	x	x			
LSD		x	x	0		
Amfetaminas.	x	x	x			
Marihuana ...		x	x			
Nicotina	x		x			
Cafeína			x			x
Pantalones ...			x		x	x

La «x» significa que se producen con frecuencia efecos considerables, aunque no siempre. Las amfetaminas son estimulantes (benzedrina, etc.). El «anhelo» significa un apetito físico inmediato. El «0» en lo referente a la tolerancia del LSD significa que esta droga es *anti*habituadora; después de unos días de uso continuado, sus efectos se desvanecen y no pueden restablecerse, aun tomando dosis masivas. Resulta digno de atención el hecho de que sólo la heroína, la cafeína, la nicotina y los pantalones no produzcan efectos psíquicos considerables al utilizarse. Los pantalones se incluyen como un ejemplo más de la semejanza entre el comportamiento dirigido por la droga y otras conductas y relaciones que consideramos perfectamente normales. Dependemos bastante intensamente de esta sustancia, tanto en lo físico como en lo mental; su alejamiento produce molestias, tensión psíquica y es un arma bien conocida para el lavado de cerebro [3].

El problema del estado de dependencia y de los efectos de las drogas se complica en razón del medio social en que se utilizan y a causa de los propósitos o esperanzas de quienes las usan. Resulta casi carente de sentido preguntar cuáles son los efectos específicos de esta u otra droga, especialmente cuando se está hablando de su uso ilícito, alrededor del cual se mueve todo un submundo de sombras y penumbras. Las drogas se usan de forma muy diferente, según las distintas situaciones sociales; muy a menudo la situación y los deseos del usuario resultan bastante más decisivos que la sustancia química. Emborracharse de cerveza en un club de rugby es una excusa para quitarse los pantalones; el whisky en una taberna en los Gorbals permite golpear con botellas a los amigos; el «Bloody Mary» en una fiesta de Chelsea facilita insinuaciones sexuales dirigidas a las esposas de otros hombres. Cada sociedad usa el alcohol como una llave que abre paso a diferentes formas de comportamiento, que nunca podrían imaginarse partiendo de la administración controlada de la droga en un laboratorio.

Juzgado con imparcialidad, el alcohol es probablemente más dañino que la heroína, porque su mero uso prolongado causa daños físicos y nerviosos que la heroína no produce. Si el alcohol, en vez de ser un don benéfico regalado por los dioses en el remoto pasado, fuera inventado hoy por un químico, no hay duda de que inmediatamente su uso sería controlado con todo rigor por la Ley. Pero puesto que nuestra sociedad ha convivido con el alcohol tanto tiempo, podemos controlarlo, así como tolerar los efectos que no podemos controlar. Por ejemplo, se calcula que en Inglaterra y Gales hay aproximadamente 100.000 alcohólicos agudos; el mantenimiento de los alcohólicos que están en prisión o no pueden trabajar, así como el de sus familias, cuesta a la nación unos seis millones de libras al año. Probablemente los alcohólicos menos agudos son tres veces más numerosos, y su absentismo y escaso trabajo cuesta, haciendo un cálculo moderado, otros treinta y cinco millones de libras cada año [4]. El alcohol produce al año, aproximadamente, unas mil doscientas muertes en la carretera y cincuenta mil accidentes [5]. En los hospitales de Escocia, de cada cinco enfermos mentales, uno debe su enfermedad al alcoholismo. En Glasgow se cometen quince mil crímenes al año bajo la influencia de esta droga, y en los tres barrios de peor fama de la ciudad, cada año se arresta al seis por ciento de la población masculina adulta por ebrios e incapaces [6]. Estas cosas suceden a nuestro alrededor y no nos preocupan. La sociedad británica gasta veinte millones de libras al año anunciando el alcohol en la televisión y en la prensa [7], y trescientas cuarenta mil personas trabajan en la manufactura y distribución de alcohol (o sea, la mitad de los que trabajan en las industrias abastecedoras de gas, electricidad y agua)[8].

Nos divierte ver las dificultades por las que pasan los jóvenes al aprender a beber, con las caras sonrojadas, los farfulleos y los vómitos. Después de todo, solamente uno de cada quinientos llegará a ser un alcohólico agudo.

Para nosotros, el alcohol es una parte provechosa y necesaria de la vida. En otros contextos ha sido socialmente catastrófico, ha diezmado la población y ha destruido culturas. Su impacto en los pueblos primitivos, que no habían desarrollado nuestro sistema de controles sociales, fue un arma poderosa para la expansión de la civilización europea en el siglo pasado. Del mismo modo, la cultura que acompaña a una droga es tan importante como sus propiedades farmacológicas. La *cannabis* se usaba—y se usa—en el Lejano Oriente para facilitar la meditación y el éxtasis religioso; los «assassins» o «haschischiens» tomaban esa droga para hacerse feroces; en El Cairo, durante los años treinta, la *cannabis* fue el centro de una subcultura subversiva; los músicos americanos de «jazz» la usan socialmente y creen que incrementa su sensibilidad musical; en Inglaterra, los estudiantes la toman como símbolo de rebelión. En cada situación, la droga produce diferentes efectos. Por tanto, debemos estudiar también a la gente que usa estas drogas problemáticas, así como las circunstancias en las que su uso encuentra la aprobación de los demás.

Puesto que la heroína y los opiáceos son el arquetipo de las sustancias somáticamente habituadoras—es decir, si no fuera por ellos, difícilmente seríamos tan conscientes de los problemas de las drogas—, los tres capítulos siguientes están dedicados a ellos. En el próximo examinamos lo que se conoce acerca de la farmacología de las drogas y del comportamiento clínico de los usuarios; el capítulo 3 trata de la psicología del toxicómano, y el capítulo 4 de los mitos que él y la sociedad construyen alrededor de las drogas.

El comienzo de la situación de dependencia

Aunque el número de consumidores de heroína en Inglaterra es despreciable—en términos estadísticos, los cálculos varían entre cuatrocientos y dos mil, es decir, entre el cero coma ocho y el cuatro por cien mil de la población—, ésta es la droga arquetípica de la habituación. Alrededor de ella formamos nuestras actitudes respecto a las drogas y a su uso en general.

Hace cinco años, Inglaterra apenas tenía problema de drogas. Tampoco lo había tenido a fines del siglo pasado respecto a las medicinas de la era victoriana, que tanto confiaban en el opio por sus notables efectos de bálsamo para todo. En 1961 el Comité Interministerial sobre Drogas (el *Brain Committee*) informó en este sentido: «... los testimonios muestran que la incidencia de la habituación a las drogas peligrosas era muy pequeña... parecía no haber razón para pensar que se estaba produciendo algún incremento...» [1].

Durante ese tiempo, y en los años anteriores, la población de toxicómanos habituados a los opiáceos era muy pequeña: un grupo cerrado de unas trescientas o cuatrocientas personas, de las cuales una de cada diez tomaba heroína; la mayoría eran personas de edad que habían contraído el hábito a causa de un tratamiento médico. También había unos setenta doctores y enfermeras que tenían acceso a las drogas y que probablemente empezaron a usarlas en los períodos largos de trabajo, cuando se sentían inusitadamente enfermos o cansados. Existía por último, un número muy pequeño de toxicómanos que no eran médicos y que quizá no llegaban a una docena.

Richard H. es un ejemplo de persona adaptada adecuadamente a la vida. Es un hombre de unos cuarenta y cinco años, delgado, con aspecto más bien preocupado, que trabajó durante muchos años como jefe de un grupo de dibujantes en una agencia publicitaria. A menudo lleva los puños y los cuellos de las camisas gastados y algunas veces hasta algo sucios; es soltero y vive con un amigo y un ama de llaves en una bonita casita al lado del río. Su trabajo le acarrea choques emocionales con diversas personas; hace todo lo que puede por evitar conflictos o discusiones, porque apenas los soporta. Está abrumado por su trabajo, por los rivales de otras firmas, por sus superiores y por sus subordinados. Trata a la gente con la mayor cortesía y, sin embargo, intriga incesantemente. A la hora del almuerzo se escapa para hacer apuestas desastrosas; todo el mundo le aprecia y se compadece de la tensión que sufre. Critica todo lo que le rodea con una libertad muy poco diplomática.

Cuando era joven fue condiscípulo en la escuela de arte de varias personas que ahora tienen reputación internacional. Al empezar sus vidas profesionales, era él quien tenía más éxito; sin embargo, ahora siente timidez ante ellos. Su negativa a incorporarse a las modas cambiantes del dibujo publicitario casi parece deliberada. Su trabajo llegó a resultar anticuado en 1963 y entonces dejó su empleo. A nadie se le hubiera ocurrido preguntarle si era un toxicómano; desde luego, él nunca habló del asunto.

Richard H. y otros como él usan la heroína como un complemento vergonzoso y privado de sus vidas, y exclusivamente por sus propiedades farmacológicas: para aliviar estados de ansiedad y para evitar el síndrome de abstinencia. Es comprensible que estas personas puedan usar opiáceos durante veinte años o más sin mostrar deterioro intelectual o moral.

Pensamos que debe admitirse la normalidad mental y moral de un hombre cuando se gradúa en Medicina, se casa y construye una familia de hijos útiles, ejerce la profesión durante treinta o cuarenta años, nunca se encuentra envuelto en asuntos dudosos, toma parte en los trabajos de la comunidad y es considerado como uno de sus principales ciudadanos... Casos así..., que no son frecuentes, se han dado tomando durante años hasta siete gramos y medio de morfina diarios, sin perder por ello un solo día de trabajo. Sin embargo, estos toxicómanos tienen la necesidad de ocultar una costumbre que la sociedad reprueba y que la Ley condena. A esta situación desmoralizante hay que añadir la vergüenza que la mayoría de estas personas sienten por ser esclavos de un hábito del cual la mayoría de ellos querrían estar liberados. Esta combinación de disimulo furtivo y de vergonzoso remordimiento no puede más que producir ciertas alteraciones perjudiciales en la personalidad; pero el cambio producido en individuos maduros suele ser tan leve que no puede demostrarse ni ser clasificado como «deterioro moral» [2].

Para estas personas, la heroína juega un papel muy semejante al que desempeña la insulina en los casos de diabéticos. Hay mucha gente de este tipo entre los toxicómanos que toman opiáceos. He aquí un ejemplo más moderno de Nueva Inglaterra: un doctor que tenía una esposa, una querida, dos hijos y un gran trabajo se inyectaba diariamente cerca de medio gramo de morfina por vía intramuscular: «una inyección por los pacientes, una por la querida, una por la familia y una para dormir». Cuando la querida rompió las relaciones fue al psiquiatra, quejándose de depresión; pero tan pronto como encontró otra querida, se sintió perfectamente bien y continuó como antes [3]. Este caso ilustra, además, cómo la dependencia de la droga siempre se ve acompañada por otros síntomas graves, sociales, psicológicos, que a menudo aparecen sólo como la parte menos importante de lo que funciona mal en el toxicómano.

Los nuevos toxicómanos

Pero antes de que se publicara el primer informe del Comité Interministerial, el estado de cosas había cambiado tanto que resultaba llamativo a ojos vistas. En vez de mantenerse en la pasividad y el secreto, los toxicómanos comenzaron a actuar públicamente y a hacer proselitismo. Empezó a surgir algo parecido al modelo americano de toxicomanía, con nuevos toxicómanos que eran activamente reclutados, sobre todo entre los adolescentes de las clases trabajadoras y medias. No está del todo claro cómo se puso en marcha este moldeo social autoperpetuante; pero, mirando hacia atrás, su primer signo fue la detención de un joven traficante profesional, en 1951, que había robado gran cantidad de heroína y cocaína de la farmacia de un hospital. Durante los tres meses en que permaneció en libertad por los barrios del oeste de Londres formó una clientela de cincuenta consumidores. Todos ellos, a través de los años, se convirtieron en toxicómanos confirmados, y es de suponer que en alguna medida continuaron los enérgicos hábitos mercantiles de su patrón.

Bewley nos ofrece un análisis del número de heroinómanos, de su incremento y de las muertes, curas y deportaciones que cada año se llevan a cabo desde 1955 hasta 1964 [4]. Bewley observa que el número de nuevos toxicómanos descubiertos anualmente ha seguido una curva de incremento suave y constante, doblándose cada diecinueve meses, aproximadamente*. Si se deduce el total —más o menos estacionario— de sesenta toxicómanos existentes antes de 1958 de las cifras globales de cada

* Si N_t = los reclutados en un año T, T = año desde 1958, la ecuación $N_t = 11e^{.44T}$ corresponde bastante bien a este número; en todo caso, tiende más bien a subestimar los incrementos recientes. Proyectándolo hasta el 1984 se reclutarán 975.000 *nuevos* toxicómanos en ese año.

año, parece que cada tres toxicómanos del «nuevo modelo» reclutan otros dos cada año.

Otra causa puede haber sido la huida de toxicómanos del Canadá a partir de 1958, fecha de la promulgación del nuevo código penal sobre estupefacientes. Los primeros llegaron a fines de 1959, y antes de terminar el año 1962 ya se habían trasladado a Gran Bretaña cerca de setenta, algunos con antecedentes penales por delitos y tráfico de estupefacientes. A finales de 1965, cerca de la mitad habían regresado voluntariamente o habían muerto o habían sido deportados al Canadá. También debemos considerar el cambio producido en la actitud de los jóvenes al final de los años cincuenta, desplazando su interés desde las violentas situaciones de poder externo, características de los «gangs», hacia formas más personales de experiencia manifestadas exteriormente en los vestidos y en la música. En esta atmósfera cambiante, el uso de la droga podía ser aceptado con mayor facilidad [5].

Frente a tal ola repentina de nuevos toxicómanos jóvenes, el Comité Interministerial se volvió a reunir en 1964; sus propuestas, así como las posibilidades de un control efectivo de la situación, se examinarán en los capítulos 10 y 11. Lo que, en todo caso, el Comité no advirtió fue un importante aspecto de esta nueva ola: la actitud favorable—incluso ávida—hacia la publicidad que mostraban muchos de los jóvenes consumidores de las drogas.

Este nuevo tipo de consumidores hace de la toxicomanía una forma de vida, que debe ser examinada y comentada. Su dependencia de las drogas es una declaración inexpresada, pero poderosa, sobre ellos mismos y sobre la sociedad en que viven; ahora que el tema del sexo está siendo asimilado, quizá sea ésta la declaración más escandalosa que puede hacer un adolescente. Es difícil entender la difusión de la toxicomanía si no se tiene esto en cuenta. La mitología y la forma de vida del consumidor de heroína juegan un papel tan importante en la totalidad del fenómeno como el quimismo de la droga. Examinamos estos mitos en el capítulo 4; aquí debemos limitar la exposición a los datos más sobresalientes acerca de la droga.

La función vital de la heroína o de cualquiera de los opiáceos, naturales o sintéticos, parece ser su capacidad para eliminar la ansiedad y desencadenar los estados de ánimo opuestos, representados por la confianza y la euforia. Estas drogas son empleadas por los médicos como analgésicos; aunque disminuyen la percepción del dolor, su función más importante consiste en acabar con la aprensión del enfermo, que se deriva de las molestias que todavía siente. Una serie de pruebas hechas en Lexington, el hospital americano de Kentucky para la investigación y el tratamiento de la toxicomanía, demuestran tal afirmación con bastante claridad. Se prepararon dos tipos de experimentos en los que se pedía a los pacientes que determinaran si una serie de descargas eléctricas eran más o menos dolorosas que una descarga de control. En el primer tipo de prueba, el médico trataba a los pacientes amablemente, sin formalidades, y ellos mismos podían accionar la llave y aplicarse los «shocks»: la mayoría supo graduarlos correctamente. En la otra prueba las cosas se hicieron con un rígido formalismo, de una manera brusca e incómoda y accionando la descarga eléctrica sin advertencia previa y de forma que no lo viera el paciente. En general, los pacientes de la segunda prueba consideraron que estos «shocks» eran más dolorosos de lo que realmente eran. Ambas pruebas se repitieron con los mismos sujetos bajo una dosis de morfina, y esta vez, aparentemente porque la preocupación de la segunda situación experimental estaba aliviada por la droga, los sujetos reaccionaron igual de bien que en la situación informal [6].

Otro motivo para la habituación a los opiáceos, aún más generalizado y que concuerda con la mitología formada alrededor de las drogas, es el placer sensual de la inyección, particularmente (aunque las opiniones varían enormemente a este respecto) el producido por la inyección de heroína. En algunos informes se dice que la inyección produce una sensación tan aguda que resulta insoportable. Nyswander afirma que algunos miembros del personal en Lexington aprendieron a sentir el «culatazo» y que lo experimentaban como una especie de orgasmo en el estómago. Describe después a un toxicómano que pidió que el octavo gramo, que se le daba como recompensa por haber colaborado en el experimento, le fuera inyectado en una vena del cuello.

Se produjo una suave agitación en todo su cuerpo; se frotó el cuello y los brazos con una expresión de puro goce, y dijo: «Por esto los hombres van a prisión, y realmente vale la pena.» Es posible que la intensidad de este placer exceda a la de cualquier otro conocido por los no toxicómanos [7].

En otro momento, Nyswander señala que si se pregunta a los reclusos ex toxicómanos, con tres o cuatro años de prisión, qué prefieren, si una chica deliciosa o una inyección de morfina, siempre eligen la droga. Pero no parece fácil sacar conclusiones de este dato; es posible que las chicas nunca les gustaran demasiado, ya que muchas veces el uso de la droga parece estar ligado a la incapacidad de relacionarse con el sexo contrario. Además, debemos tener en cuenta que los toxicómanos interrogados probablemente han estado o han oído hablar de Lexington, donde los experimentos se pagan con drogas, y quizá creen que al hacer declaraciones contradictorias pueden provocar una investigación divertida sobre este particular.

A menudo, los psiquíatras de formación freudiana opinan que los opiáceos se usan como sustitutivos sexuales.

Una y otra vez oímos a los toxicómanos referir los efectos de su inyección en términos sexuales. Un toxicómano nos cuenta que después de una toma sintió como si eyaculara por cada poro. Otro toxicómano dijo que tenía la costumbre de inyectarse de una forma rítmica hasta terminar la dosis; decía que la sensación era análoga a la masturbación, aunque mucho mejor [8].

Mucha gente, al inyectarse, no siente más que un ligero calor en el estómago y una sensación de cosquilleo en la ingle; el placer de estas experiencias a menudo se ve arruinado por los característicos vómitos que acompañan a las primeras tomas de heroína y morfina. Un ex toxicómano dice que durante cierto tiempo «sintió como si un fuego maravilloso le corriera por las venas»; pero luego esta sensación desapareció y, después de su autocuración, calificó a la heroína como sustancia simplemente embrutecedora. Uno de los secretarios del Comité Interministerial, el doctor Goulding, señaló que la heroína no le hacía más efecto que «una píldora para dormir de segunda categoría». En un experimento con ciento cincuenta hombres, jóvenes y saludables, a los que se suministró dos dosis sucesivas de morfina, solamente tres de ellos permitieron de buena gana que les pusieran la segunda inyección y ninguno la solicitó de nuevo. Los autores concluyen:

> Los opiáceos no son esencialmente atractivos, eufóricos o estimulantes. El peligro de toxicomanía reside en la persona y no en las drogas [9].

En un trabajo anterior, ya clásico acerca de las drogas, se dice:

> La intensidad del placer producido por los opiáceos está en proporción directa al grado de psicopatía de la persona que llega a habituarse... La posterior depresión que resulta del uso prolongado de la droga lleva tan por debajo del nivel emocional normal como por encima había llevado la exaltación inicial [10].

Digámoslo de otra manera: si una persona está emocionalmente muy excitada, la relajación resulta maravillosa, del mismo modo que las mujeres tienen una indudable sensación de placer al quitarse unos zapatos apretados. Pero si una persona está relajada de antemano, la droga no tiene ningún placer que ofrecerle.

El tercer factor importante que contribuye a perpetuar el uso de la droga es indiscutible: el síndrome de abstinencia. Afortunadamente, es difícil encontrar hoy en Inglaterra este despliegue de síntomas, dado que, por lo general, a los toxicómanos que están en prisión y en los hospitales se les va engañando lentamente con narcóticos sustitutivos, con tranquilizantes y con sedantes. Sin embargo, el temor a la aparición del síndrome está siempre presente en la mente del toxicómano. Es realmente un drama espectacular, y la Medicina posee abundante documentación acerca de él. El doctor Robert de Ropp lo describe muy acertadamente:

El «síndrome de abstinencia» en una persona que ha desarrollado una completa dependencia física respecto a los opiáceos, es una experiencia desgarradora. Incluso un médico acostumbrado a tratar con el sufrimiento humano considera muy dura prueba el contemplar las agonías de los enfermos que se encuentran en este estado. Alrededor de unas doce horas después de la última toma de morfina o heroína el toxicómano empieza a sentirse intranquilo. Una sensación de debilidad se apodera de él, bosteza, tiembla y suda simultáneamente, mientras que un líquido acuoso le fluye por los ojos y por la nariz: el toxicómano lo compara a «agua caliente subiendo hacia la boca». Durante unas horas se entrega a unas sacudidas irregulares en un dormir desasosegado e intranquilo, conocido entre los toxicómanos con el nombre de «sueño de anhelo». Cuando se despierta, dieciocho o veinticuatro horas después de la última toma, empieza a sumergirse en los abismos más profundos de su infierno personal. Los bostezos pueden ser tan violentos como para dislocar la mandíbula; de la nariz fluyen mucosidades acuosas y una gran cantidad de lágrimas caen de sus ojos. Las pupilas están enormemente dilatadas, el vello de la piel está erizado, la piel está fría y muestra la típica «carne de gallina», que en el lenguaje de los toxicómanos se llama «pavo frío», nombre también aplicado al tratamiento de la droga por medio de una repentina abstinencia.

No acaban ahí las miserias del toxicómano. Sus intestinos empiezan a actuar con un ímpetu insospechado; oleadas de contracciones pasan a través de las paredes del estómago causando vómitos explosivos, frecuentemente teñidos de sangre. Las contracciones de los intestinos son tan grandes que la superficie del abdomen aparece arrugada y llena de nudos, como si una maraña de serpientes estuviera luchando debajo de la piel. El dolor abdominal se va incrementando fuerte y rápidamente, y las diarreas se suceden sin descanso, pudiendo sufrir diariamente hasta sesenta deposiciones acuosas.

Treinta y seis horas después de su última toma de la droga, el toxicómano ofrece un espectáculo verdaderamente pavoroso. En un esfuerzo desesperado por obtener algún consuelo para los escalofríos que le destrozan el cuerpo, se cubre con todas las mantas que están a su alcance. Su cuerpo está sacudido por contracciones y patalea involuntariamente; de aquí viene la expresión de los toxicómanos «patear el hábito».

Durante todo este período del síndrome, el infortunado toxicómano no puede ni dormir ni descansar. Calambres dolorosos lo mantienen en la cama presa de una agitación incesante. Bien se levanta y pasea, bien se echa en el suelo. Salvo cuando se trata de un individuo excepcionalmente estoico (y pocos toxicómanos lo son, puesto que normalmente los estoicos no se entregan a los estupefacientes), llena el aire con gritos de desesperación. La cantidad de agua que segrega por los ojos y por la nariz es enorme, la cantidad de fluido expulsado proveniente del estómago y de los intestinos, increíble y el sudor que emana de su cuerpo es lo bastante abundante como para empapar la ropa de la cama y el colchón. Sucio, sin afeitar, desgreñado, embadurnado con sus propios vómitos y excrementos, el toxicómano presenta ahora un aspecto casi infrahumano. Sin comer ni beber, adelgaza rápidamente y en veinticuatro horas puede perder cinco kilos. La debilidad puede llegar a impedirle levantar la cabeza. Por eso no es extraño que muchos médicos, llegado este momento, teman por la vida de sus pacientes y les den una inyección de la droga, que casi al instante suprime los terribles síntomas. «Es una experiencia dramática—dice el doctor Harris Isbell—observar a una persona miserablemente enferma recibir una inyección intravenosa de morfina y verle treinta minutos después afeitado, limpio, bromeando y riéndose.» Pero esta vacación del infierno dura muy poco; a menos que se administre otra vez la droga, los síntomas empezarán de nuevo cuando trascurran ocho o doce horas *. Si no se le suministra ninguna otra droga adicional, los síntomas empezarán a debilitarse por sí solos al sexto o séptimo día, pero el paciente se habrá quedado extremadamente débil, nervioso e intranquilo y a menudo sufrirá de colitis pertinaz [11].

El delicado doctor De Ropp no hace alusión al hecho de que durante el período crítico los hombres y las mujeres sufren constantes orgasmos.

Una vez que la dependencia física se establece, el efecto inmediato es un ansia de droga cuando la cantidad que de ella circula por sus venas no llega al nivel conveniente. Lo que sucede dentro de su cuerpo no se conoce aún bien —expondremos después algunas investigaciones en este sentido—, pero sabemos que padece la misma angustia, irritabilidad e incomodidad de una persona con extraordinario apetito que urgentemente necesita comer, sólo que multiplicada por cien. Tal reacción parece ser un

* Estos síntomas se refieren a la morfina o a la heroína. Señalemos que las drogas sintéticas de acción similar a la morfina, como la pethidina, también llevan a la dependencia, aunque lo síntomas por abstinencia son algo diferentes. La habituación a la pethidina es particularmente frecuente entre los médicos y enfermeras, y es, como dice Isbell, más dañina en sus efectos que la habituación a la morfina.

síntoma independiente y no un intento consciente por evitar el síndrome de abstinencia. Los extremos de autosacrificio y astucia a que pueden llegar los toxicómanos quedan bien ilustrado en la siguiente descripción:

Una vez traté a una enfermera de veintisiete años que se quejaba de una cistitis crónica por la que había ya acudido antes a un colega, cuyo nombre había obtenido en un hospital de entrenamiento. Le dijo que tenía un riñón extirpado, y una gran cicatriz de su espalda parecía prueba de ello. Estaba con fiebre, pálida y con una extremada sensibilización en la región lumbar. El médico hizo un análisis de orina y descubrió que los glóbulos rojos estaban dentados. Esto, junto con otros datos provenientes de un examen completo, parecía verificar lo dicho por la paciente. Indicó ésta que estaba trabajando como enfermera y, puesto que aparentaba bastante inteligencia, no había ninguna razón para que el médico sospechase nada raro.

Solicitó morfina, pero en vez de eso se le facilitó una receta de Demerol, que dijo que se podía administrar por sí misma. Al día siguiente telefoneó diciendo que era alérgica al Demerol y pidió al médico que dejara en la farmacia una receta de Dilaudid. El médico hizo lo que la enferma le pedía y dentro de las veinticuatro horas la llamó para verificar su estado. Para su sorpresa, el número de teléfono que le había dado no existía. Cuando la paciente volvió a llamar para pedir medicamentos, el facultativo le sugirió que fuera a verle para examinarla de nuevo y mencionó la conveniencia de su hospitalización. Ella dio una excusa y el doctor nunca más la vio. Aunque se dio cuenta de que lo más probable era que se tratara de una toxicómana, le pareció rara la presencia de los glóbulos rojos dentados en la orina.

Algunos meses después se arrestó a esta mujer por robar drogas de un hospital. Se la mandó a una prisión-hospital. La reconocí por pura coincidencia, basándome en la descripción que me hizo mi colega del caso clínico y por sus hábiles astucias para obtener las drogas. Un pequeño sondeo aclaró el misterio de los glóbulos rojos dentados: antes de ir al médico se había colocado un pequeño lápiz dentro de la uretra, provocándose así una hemorragia dentro de la vejiga.

Todo el período de hospitalización de esta mujer estuvo caracterizado por daños autoprovocados, en un esfuerzo por obtener drogas mientras tenía lugar la cura quirúrgica. Entre otras cosas se tragó un reloj de pulsera, cristal, trozos de cubertería, piedras e imperdibles. Cuando carecía de drogas, una situación de ansiedad continua le impedía cualquier trabajo estable. Una noche me llamaron a su habitación y la encontré sudando profusamente, con las pupilas dilatadas y una temperatura baja. Se quejaba de un fuerte dolor en la región lumbar. El examen de la orina mostró glóbulos rojos dentados. A pesar de la historia anterior de la paciente fingiendo el estado de su riñón, se le concedió el privilegio de la duda y se le recetó Demerol hasta que concluyera el examen médico.

Continuó quejándose de un fuerte dolor y, al día siguiente, una radiografía del abdomen reveló un área opaca en la región del uréter izquierdo. Examiné a la paciente antes de que fuera a los rayos X y encontré en su espalda una bola de chicle mezclada con una materia parecida al calcio, que podría simular una piedra en la radiografía. Cesó el uso del Demerol, pero la enferma continuó necesitando medicación cada cierto tiempo; de hecho, exigía tanta atención como diez pacientes.

No había dudas acerca del difícil historial médico de esta mujer. Incluso bajo custodia no podía hacer frente a sus problemas. Se ahorcó mientras pasaba una corta temporada en un internado, donde se la forzó repentinamente a prescindir de las drogas. En mi opinión, esta paciente necesitaba las drogas para controlar sus disturbios psíquicos y emocionales, al igual que el diabético necesita la insulina para funcionar bien. Afortunadamente, este tipo de casos es infrecuente [12].

Con el tiempo el gusto se debilita, el éxtasis se desvanece y, mediante una buena dirección, no se produce necesariamente el síndrome de abstinencia; todo lo que le queda al toxicómano de heroína es una constante modorra, estreñimiento, impotencia y necesidad de una dosis que aumente lentamente.

La farmacología de los opiáceos

Aunque se ha realizado un trabajo considerable acerca de la acción interna de las drogas—señalemos de paso que la mayoría de estas investigaciones son incomprensibles para el profano—, todavía no se conocen con seguridad los mecanismos de su funcionamiento. Un rasgo obvio de los opiáceos es su gran poder; la dosis normal de un toxicómano es un cuarto de gramo, lo que equivale aproximadamente a cuatro millonésimas partes del peso de una persona. Cuando la heroína se inyecta se descompone inmediatamente en morfina y productos secundarios. Los pulmones, el hígado y los riñones asimilan rápidamente la morfina, y poco después de la inyección presentan una concentración de droga más alta que la sangre.

Se calcula que sólo una proporción del dos por ciento al catorce por ciento de la dosis penetra en el tejido cerebral. Una hora después de inyectar a una rata dos millonésimas de gramo de morfina por cada gramo de su peso (lo que equivale a una dosis de uno o dos gramos para un hombre fuerte), su cerebro no contenía más que 0,09 millonésimas de gramo por gramo de tejido, lo que representa un dos por ciento de la concentración que cabría esperar en el caso de que la droga se hubiese distribuido uniformemente por todo el cuerpo. Los riñones, en cambio, contenían el ocho mil por ciento de lo que les hubiera debido corresponder [13].

Tales pruebas parecen demostrar que los efectos de los opiáceos pueden deberse no tanto a la droga como a un quimismo del cuerpo desencadenado o inhibido por ella. Sin embargo, la extremada dificultad de decir algo definitivo respecto a la acción farmacológica de las drogas queda ilustrada en el trabajo de Hill, que descubrió que la morfina, generalmente considerada como un deprimente, podía lo mismo retardar los tiempos de reacción que acelerarlos, y que este efecto dependía exclusivamente del hecho de que se pagase *antes* o *después* del experimento a los sujetos que lo realizaban [14].

En otros experimentos se ha descubierto que la morfina deprime y excita al tiempo la actividad nerviosa. En gatos con la espina dorsal quebrada, la habituación a los opiáceos reducía una serie de reflejos de la pata y excitaba otros; la abstinencia, por el contrario, invertía espectacularmente estos efectos. Una posible explicación de este fenómeno sería la de que la morfina es absorbida rápidamente por las capas exteriores de las células nerviosas con un efecto estimulante de corta duración, mientras que en el interior la absorción se lleva a cabo lentamente, produciendo habituación y depresión. Otra explicación señala simplemente la naturaleza compleja y piramidal del sistema nervioso; en virtud de la función de algunas células nerviosas que excitan e inhiben a otras, podría esperarse que un solo efecto de la droga produjera gran cantidad de efectos diferentes en todo el organismo. De la misma forma cabe suponer que la embriaguez de un general podría afectar de modo muy distinto la conducta de un ejército que la embriaguez de todos sus soldados.

Una teoría más compleja y elaborada mantiene que la morfina actúa rellenando las cavidades de las células nerviosas, que están ocupadas normalmente por las moléculas de una sustancia química denominada 5-hidroxitriptamina. Como reacción, las células nerviosas desarrollan nuevas cavidades, que a su vez se van rellenando lentamente por moléculas de morfina. Mientras tiene lugar esta lenta invasión, se produce una rápida metabolización de moléculas de morfina, que obliga al toxicómano a continuar inyectándose para mantener el nivel conseguido. Así, si hay suficiente morfina en las venas, las cosas están funcionalmente como en su estado normal; aunque hay bastantes más cavidades receptoras en las células nerviosas, la mayoría de ellas están repletas de esta sustancia y no entra en contacto con los nervios más 5-HT que el necesario. Pero la formación de nuevas cavidades receptoras está siempre un paso más adelante que la cantidad de morfina presente y por ello el adicto se ve forzado lentamente a incrementar su dosis. Después de la última dosis, al comenzar la situación de privación, la morfina ha sido ya gastada y no reemplazada y ha dejado, por tanto, a las células nerviosas sobrecargadas de cavidades receptoras y saturadas de 5-HT, lo que produce los bien conocidos efectos de la abstinencia. En apoyo de esta teoría hay que apuntar que el 5-HT se produce continuamente en el cerebro y que el efecto de aumentar el nivel de 5-HT en los perros se asemeja extraordinariamente al síndrome de abstinencia del toxicómano. Sin embargo, se han formulado también teorías similares con respecto a la adrenalina, la noradrenalina y otras sustancias químicas [15].

Este tipo general de teoría explica un hecho interesante: que los síntomas de la abstinencia son opuestos a los efectos de la droga. Se ha sugerido que el conjunto de síntomas producidos durante el síndrome abstinencial —calambres, imposibilidad de permanecer quieto, dificultades respiratorias, carne de gallina, náuseas, ansiedad, etcétera—son parte de un reflejo defensivo profundo que pone en guardia al cuerpo y le prepara para el peligro. La persona propensa a la dependencia de los opiáceos está plagada de sensaciones molestas—que muchos de nosotros sentimos sólo en la consulta del dentista—y toma la droga para librarse de ellas. La euforia que experimenta—y que sólo él experimenta—se debe al alivio de esta presión. Durante la abstinencia vuelve a surgir, literalmente, el reflejo acumulado que había evitado mientras tomaba la droga [16].

El ansia de droga y la urgente necesidad de obtenerla funcionan como mediadoras entre los efectos nerviosos autónomos e involuntarios de los opiáceos y los elementos conscientes de la vida del toxicómano. El tono lastimero y la ingenuidad con que los toxicómanos intentan obtener las drogas son muy característicos, como vimos ya en el ejemplo de la página 28; cualquier médico que trate casos de toxicomanía puede describir ejemplos similares de aberración de la personalidad. Los animales muestran el mismo tipo de conducta. En un experimento se amaestró a un grupo de chimpancés para resolver problemas mediante la recompensa de alimentos. Como es natural, al principio los chimpancés apenas se interesaron por la oferta de una jeringa de morfina; pero, después de habituarse, su rendimiento en la tarea de buscar comida fue bajo, y muy alto, en cambio, en la de obtener la jeringa [17]. Wikler comenta que todos los síntomas de la toxicomanía, exceptuando la recaída, pueden ser comprobados en los animales.

Un experimento anormalmente cruel llevado a cabo en los Estados Unidos demuestra la importancia del cerebro anterior en el estado de ansia por la droga. A cuatro pacientes que iban a sufrir lobotomías frontales bilaterales —tres de ellos por esquizofrenia y uno por dolor en un miembro no justificado orgánicamente—se les provocó la habituación y luego se les privó de la droga. No se indica si el experimento se llevó a cabo con autorización previa de los pacientes. Los esquizofrénicos mostraban todos los síntomas involuntarios de la abstinencia, aunque sin las súplicas y gestos característicos de los toxicómanos normales. En cambio, el cuarto sujeto reaccionó normalmente, pidiendo repetida y patéticamente una dosis de morfina. Después de efectuar la lobotomía de un lado, el proceso se repitió con los mismos resultados; de nuevo el cuarto sujeto era el único que mostraba ansia de droga. Después de la segunda lobotomía, ninguno de ellos mostró ansia alguna, pero sí, en cambio, los síntomas involuntarios de la crisis de abstinencia, es decir, vómitos, carne de gallina, pérdida de peso, etc. [6].

Este apartado sólo pretende una primera aproximación al tipo de cuestiones que se están investigando en este difícil campo. Hasta ahora es indudable que los trabajos teóricos acerca de la toxicomanía producida por los opiáceos han aclarado algo el funcionamiento del sistema nervioso, pero todavía no han contribuido a resolver totalmente los problemas ocasionados por estas drogas.

La toxicomanía en América del Norte

Hasta hace poco, la toxicomanía producida por los opiáceos era tan rara en Inglaterra que apenas valía la pena realizar una investigación sobre el particular. Por el contrario, en América se vienen dedicando desde hace varios años gran cantidad de medios a la investigación y tratamiento de este problema; por eso la gran mayoría del material acerca de este género de toxicomanía proviene de estudios americanos. En la toxicomanía es tan decisiva la influencia del clima cultural y de los deseos y esperanzas del toxicómano que estos estudios sólo pueden presentarse como material sugerente, aunque las semejanzas entre Inglaterra y América son lo suficientemente grandes como para que podamos aplicar muchos de los descubrimientos americanos a nuestros propios problemas.

Los investigadores americanos tienen la ventaja de poseer dos hospitales estatales—el de Lexington, en Kentucky, abierto en 1935, y el de Forth Worth, en

Texas, abierto en 1938—que se ocupan tanto de toxicómanos voluntarios como de toxicómanos condenados por delitos. Existe un Departamento Federal de Narcóticos que—curiosamente—depende del Tesoro y que lleva un fichero de toxicómanos en activo. El Departamento afirma que nadie puede hacer uso ilícito de las drogas durante más de dos años sin figurar en el fichero. La toxicomanía se ha extendido por América de un modo interesante. En general, puede decirse que surge cuando la oportunidad de obtener drogas coexiste con la miseria económica y social. Un análisis de los toxicómanos ingresados en ambos hospitales muestra dos modelos generales [18]: el modelo «sudista», reliquia del 1915, lo encontramos en Alabama, Georgia y Kentucky; los toxicómanos suelen ser en su noventa por ciento blancos, de unos cuarenta y tres años de promedio, y generalmente usan las antiguas mezclas de morfina, es decir, pergórico, dilaudid y—algunas veces—la morfina misma. El modelo moderno, que usa heroína importada, se encuentra sobre todo en Nueva York, Puerto Rico, Distrito de Columbia y Chicago; en los tres primeros Estados dos tercios de los toxicómanos son negros o puertorriqueños, con un promedio de edad de veintisiete años. Cerca de la frontera con Méjico, en Arizona, Nuevo Méjico y Texas, se está formando un estrecho cinturón de heroinómanos. Ambos modelos perpetúan fenómenos ya descritos por Kolb [19] y por Terry y Pellens [20] en 1928. También puede compararse la población actual de Lexington con la de 1937, época en la que se hizo el primer estudio de los admitidos al hospital [21]; el 1937, el tipo sudista era más frecuente y sobrepasaba en porcentaje a los toxicómanos procedentes de los Estados de Nueva York e Illinois.

Durante la segunda guerra mundial, en virtud de la interrupción de las comunicaciones internacionales, la entrada de heroína en el país era extremadamente difícil y la toxicomanía disminuyó. Sin embargo, al terminar la guerra volvió otra vez a aumentar, llegando a alcanzar los 1.823 casos en 1950, aunque en la actualidad esta cifra va descendiendo lentamente [18]. Este descenso, así como la distribución de ingresos obligatorios en los hospitales de Lexington y Forth Worth, concuerda bien con la lista del Departamento Federal de Narcóticos; pero Ball y Cottrell comentan que, por desgracia, este registro apenas puede servir como índice del número total de toxicómanos, puesto que existe muy poca relación demográfica entre los pacientes voluntarios—que constituyen aproximadamente la tercera parte de la población de Lexington y las cuatro quintas partes de las personas que en él ingresan [22]—y las fichas del Departamento [23]. Es evidente que un toxicómano no privilegiado que vive en una sociedad de toxicómanos y delincuentes tiene muchas más probabilidades de ser detectado que, por ejemplo, un médico respetable que viva en una pequeña ciudad en el centro del país.

En veinticinco años, la media de edad de los toxicómanos ha descendido desde los cuarenta y un años y medio a los treinta y tres años y medio. En 1937, de cada cinco sólo uno era menor de treinta años, pero en 1962 casi la mitad de los sujetos estaban por debajo de esa edad. Antes de la guerra, el diez por ciento de los pacientes no eran blancos; ahora son negros una tercera parte, puertorriqueños el doce por ciento y mejicanos el cinco por ciento. En un hospital de Nueva York se llevó a cabo una investigación sobre jóvenes toxicómanos, utilizando hábilmente como control y término de comparación amigos suyos que no lo eran; se puso así de manifiesto la importancia que cabe atribuir a los motivos sociales y psicológicos en la toxicomanía. Los responsables del experimento observan que los negros y los puertorriqueños tienen un *status* muy bajo, y que entre ellos se da una proporción sumamente elevada de individuos hospitalizados por toda clase de enfermedades mentales, especialmente por demencia precoz (esquizofrenia). Son particularmente sensibles a la psicosis alcohólica, a la delincuencia y a la tuberculosis. Es curioso observar que, a menudo, los toxicómanos procedían de hogares que parecían superiores al término medio, pero en los que los padres tenían por lo general una actitud poco realista hacia la vida o simplemente negaban las dificultades de la existencia en barrios bajos. En estos hogares los padres estaban más interesados en mantener o elevar el *status* social—con nuevos muebles, grandes coches, etc.—que en lograr la seguridad o el progreso de sus hijos por medio de la educación y el trabajo. Los investigadores concluyen señalando que «los toxicómanos mostraron deformaciones de la personalidad que excedían la norma hasta un punto estadísticamente significativo y clínicamente impresionante... Los adolescentes... no llegan a convertirse en toxicómanos independientemente de la psicopatología» [24].

Ball comenta que «se ha producido un aumento notable en el número de toxicómanos procedentes de los grupos minoritarios de la sociedad americana» [18]. En Inglaterra es menos probable que surjan problemas de hacinamiento a escala del Harlem neoyorquino, pero quizá se presenten conflictos con la segunda o tercera generación de la población inmigrante de color. El subdesarrollo cultural no es algo estático, ya que el progreso de una parte de la sociedad genera privación en la otra. Los toxicómanos ingleses no parecen provenir de grupos étnicos diferenciados y sometidos a segregación, sino más bien de un estamento—el de los adolescentes—que, a la vez que está expuesto a muchos de los placeres y oportunidades de nuestra sociedad, ve que éstos le son negados.

Los mitos de la toxicomanía inevitable y del inductor

Aunque es posible demostrar que incluso al primer día de tomar heroína se produce cierta adaptación física —observable por medio de la inyección de nalorfina, antídoto que precipita una reacción inmediata de abstinencia—, hace falta tomar aproximadamente un cuarto de gramo diario de la droga durante dos semanas para comenzar a depender levemente de ella físicamente [19]. Aun así, la reacción de abstinencia no sería más incómoda que una suave gripe de un par de días de duración.

La idea de una toxicomanía instantánea, después de haber tomado una sola dosis, carece de fundamento. La toxicomanía es, por el contrario, el resultado de una acción consciente y continuada que debe incluso superar algunos obstáculos, tales como los vómitos, la desagradable sensación de las inyecciones intravenosas y el gasto y la preocupación de adquirir la droga en el mercado negro. Añadamos a estos inconvenientes los actos posteriores de «ir de una consulta médica a otra, encontrar algún sitio donde poder tomar la droga, sentirse enfermo antes de la inyección, sentirse enfermo después de la inyección y luego adormilarse». «Todo llega a ser molesto. Hay que trabajar para convertirse en toxicómano», dice un individuo que abandonó esta condición.

Lo dicho aparece confirmado en el estudio de Chein sobre los toxicómanos adolescentes de Nueva York. Chein y sus colaboradores descubrieron que en el barrio más desolado de la ciudad—que ocupa el quince por ciento de la extensión total y en el que viven el setenta y cinco por ciento de los toxicómanos, aun cuando se encuentran por todas partes narcóticos de cualquier tipo—sólo un chico de cada diez probó la heroína durante el período de estudio de cuatro años y una proporción aún menor llegó a convertirse en toxicómana. En ese lugar es bastante frecuente que los adolescentes se diviertan con la droga usándola durante años los fines de semana, sin tomar nunca una dosis lo bastante grande como para producir los síntomas de la abstinencia y verse forzados así a la dependencia [9].

En Estados Unidos, antes de 1914, año de la Harrison Act, podían comprarse los derivados de la adormidera en cualquier farmacia, tanto en bruto como mezclados con otros medicamentos *. Sin embargo, de una población de cien millones se calcula que sólo había cien mil casos de toxicomanía de este tipo, lo que representa el uno por

* El impacto de los opiáceos en los norteamericanos del siglo pasado se muestra por medio de un análisis de 10.000 recetas servidas por las farmacias de Boston en 1888: en total, 1.481 de ellas contenían opiáceos; el 25 por 100 de las renovadas una vez también lo contenían, así como el 61 por 100 de las renovadas dos veces y el 78 por 100 de las renovadas tres veces.

mil a principios de siglo. Después de cincuenta años de rigurosa prohibición, la cifra ha conseguido reducirse al uno por tres mil.

También es una fantasía pensar que en el mercado negro, bajo condiciones de represión, los toxicómanos se conviertan en tales por obra de instigadores y traficantes que usen métodos de presión y engaño. Un autorizado manual americano dice:

> En general, el toxicómano potencial no va en busca de la droga y, en general, tampoco se ve coaccionado a tomarla por un «inductor», vendedor ilegal de drogas. Normalmente le inician en su uso los amigos y compañeros [13].

La costumbre de suministrar muestras gratuitas o baratas al azar esperando llegar a conseguir un cliente es cara y peligrosa, ya que nada impide al eventual cliente traicionar a su proveedor. En tales condiciones, la iniciación a las drogas resulta un asunto de amigos que confían los unos en los otros.

Es una lástima que el sistema inglés, más liberal en lo que respecta al control de las drogas, haya fomentado la figura del inductor, que consigue sus provisiones del Servicio Nacional de la Salud y cuyos potenciales clientes no se encuentran sometidos a grandes presiones policíacas o sociales para denunciarlo.

Los toxicómanos ingleses, en palabras de una prostituta familiarizada con su ambiente, «quieren encender el mundo y su madre», y tal y como están ahora las cosas, tienen toda la razón del mundo para persistir en ello, tanto en virtud de su propia dignidad como de su interés. No ha sido difícil conseguir de alguno de los pocos médicos que tratan con toxicómanos la dosis necesaria en dos o tres ocasiones; puesto que el medio gramo se cotiza a una libra en el mercado negro de Londres, un pequeño excedente puede proporcionar una cómoda forma de vida.

El daño somático producido por la droga

No parece que la presencia de la heroína en el cuerpo, incluso en la proporción de siete gramos y medio al día, sea intrínsecamente perjudicial en el aspecto físico. Pero la mayoría de los heroinómanos toman también cocaína, un poderoso estimulante del mismo tipo que la cafeína o las anfetaminas, para mitigar el efecto de adormecimiento que provoca el opiáceo. Es posible que gran parte del daño que se atribuye a la heroína lo cause la cocaína hidroclorhídrica. En la práctica médica se considera que la cocaína inyectada—el más antiguo anestésico local—es muy peligrosa porque estimula poderosamente el sistema nervioso central. En grandes dosis provoca una paranoia aguda, y en algunos casos «un colapso repentino, rápido y fatal» [25]. A causa de sus poderosas propiedades anestésicas, el sector de piel o carne que toca se hace anormalmente propenso a los daños secundarios; por eso los que aspiran con frecuencia esta droga suelen perder el tabique que separa los orificios nasales. Sin embargo, las grandes dosis de heroína parecen ser menos perjudiciales que las grandes dosis de alcohol, que ocasionan neuritis periféricas, es decir, deterioro de las largas fibras nerviosas que unen los dedos de las manos y de los pies a la columna vertebral, produciendo cosquilleo, insensibilidad y entorpecimiento en estos miembros. En ambos casos, el verdadero perjuicio somático es una consecuencia del modo de vida característico del toxicómano: comidas irregulares, insuficiente provisión de vitaminas, alimentación insana, etc. Esto sí arruina irremisiblemente la salud.

Las dolencias más frecuentes de los toxicómanos internados en Lexington son «la serum hepatitis (un tipo de ictericia), las enfermedades venéreas, desnutrición, infecciones de la piel con cicatrices residuales, trombosis superficial de las venas (hinchazón y bloqueo de las venas del brazo que han sido usadas para inyectarse), formación de abscesos en la piel y en órganos interiores, agudas intoxicaciones por una excesiva dosificación accidental, amenorrea, enfermedades de la piel debidas a hongos, enfermedades respiratorias (pulmonía, tuberculosis, asma bronquial), desórdenes psicosomáticos, caries dental e infecciones en las encías» [26].

Es igualmente discutible que el uso de los opiáceos lleve a la muerte. Por un lado, están los casos citados al principio de este capítulo, en los que los sujetos continúan tomando la droga durante muchos años, y, por otro, los adolescentes que mueren al cabo de un par de meses. Merry informa que, en dieciocho meses, de veinticinco heroinómanos murieron cinco por dosis excesivas o infecciosas [27], dando un cuadro general similar a la investigación de O'Donnell realizada sobre un grupo numeroso de toxicómanos del hospital de Kentucky: más de la mitad de ellos murieron en los doce años siguientes a su abandono de la clínica a causa de asesinatos, suicidios, enfermedades, accidentes, infecciones y trastornos mentales [28]. Por otro lado, el estudio de Winick sobre los toxicómanos americanos regenerados, basado en el registro del Departamento Federal de Narcóticos, descubrió un número considerable de personas que habían sido toxicómanos durante treinta y cinco años o más, y una que había continuado usando la heroína durante cincuenta y seis años [29].

Quizá lo que mate no sea tanto la droga como la personalidad que la usa suicidamente, que se suministra dosis excesivas, que no toma las elementales precauciones higiénicas con las inyecciones y que, en definitiva, desea matarse sin tener que tomar la decisión de hacerlo. No es correcto decir, sin más, que la toxicomanía equivalga a embarcarse en un lento y penoso suicidio.

3. La psicología del toxicómano

La personalidad del toxicómano

Winick suministró una útil definición del individuo que llega a depender de las drogas:

> El toxicómano es un sujeto con ciertas características psicológicas determinadas que ha elegido este modo de enfrentarse con sus problemas por razones diversas que normalmente ignora. Una de estas razones, y no la menos importante, es su incorporación a un grupo social en el que el uso de la droga se practica y se valora [1].

Esta definición explica perfectamente el caso del médico, del terapeuta y del *beatnik* toxicómanos. Sin embargo, ¿qué tipo de personalidad es propenso a convertirse en toxicómano? ¿Por qué una persona persevera después de tomar la primera inyección mientras que su amigo no? ¿Por qué un determinado paciente al que se le ha suministrado heroína desarrolla ansia de droga, mientras que el que se halla en la cama de al lado no lo hace? La clave del problema parece radicar, una vez más, en el poder de los opiáceos para aliviar las preocupaciones.

La ansiedad es el mecanismo mental que impulsa a la acción para satisfacer las exigencias primarias de encontrar alimento, hogar y compañía; es el dolor lo que vence la desidia de la carne. Es posible que haya gentes que, a causa de su estructura mental o de su educación (o mejor aún, a causa de ambas cosas), se encuentren particularmente predispuestas a las drogas; nunca están tranquilas y su vida es una constante aflicción. Cualquier palabra les hiere a estas personas, cualquier dificultad les parece insuperable y cualquier éxito lo consideran insignificante. En la mayoría de las historias clínicas de toxicómanos se insiste en el mal concepto que éstos tienen de sí mismos y de sus capacidades. El toxicómano no siente la explosión ocasional de autoestima que nos impulsa a los demás a luchar en la vida. La mayoría de nosotros luchamos contra la ansiedad modificando la situación que la motiva. Un hombre joven, por ejemplo, domina su incertidumbre acerca del lugar que ocupará en la sociedad comenzando una carrera, aun cuando esta situación le produzca molestias inmediatas. En cualquier caso es lo bastante estable como para hacer planes a largo plazo; retroceder equivaldría a renunciar a futuros triunfos. Pero el toxicómano no puede concebir que algo que no le produzca placer *ahora* puede producirle placer en un momento posterior. Puesto que pocas situaciones en la vida se prestan a cambios inmediatos, prefiere—o se ve obligado a—eliminar la ansiedad misma. Para la mayoría de nosotros tal ansiedad es un estímulo útil; para él es un infierno sin salida. Puesto que cuando una situación llega a hacerse dolorosa toma heroína para evitar tener que afrontarla hasta el final, no es sorprendente que sólo rara vez tenga trabajo, esposa u hogar. He aquí una importante razón para que se produzca la dependencia de los opiáceos; la toxicomanía luego se autoperpetuará, porque cuanto más se evite la ansiedad menos fácil será enfrentarse con ella alguna vez a solas y sin paliativos.

La acción (de la heroína y la morfina) en el sistema nervioso central consiste en que el toxicómano siente que ha comido hasta hartarse, que ha logrado una plena satisfacción sexual y que ha eliminado toda su ansiedad. A partir de ahí podemos empezar a comprender que el comportamiento de los toxicómanos presenta una dirección totalmente distinta al de las otras personas que centran sus deseos en conseguir realmente estos factores básicos de la vida [2].

Podría añadirse que el toxicómano pierde el placer más intenso, el que se logra en el *proceso* de satisfacer estos impulsos; debe contentarse simplemente con las sensaciones de saciedad que después experimenta.

Resulta interesante considerar otro problema. Aceptando que estos individuos necesitan algo que modifique sus personalidades «para salirse fuera de sí mismos», ¿por qué buscan la heroína, que es difícil de conseguir y acarrea la censura de la sociedad, en vez del alcohol, que puede obtenerse sin problemas? Encontramos la parte farmacológica de la respuesta en los efectos diametralmente opuestos de las dos drogas. Ambas hacen frente a la ansiedad derivada de la sexualidad y del impulso agresivo: el alcohol, eliminando la inhibición, permite actuar libremente, pero la heroína, suprimiendo los impulsos, hace innecesaria la acción. Parece que los individuos eligen la droga que refuerza su manera específica de controlar dichos impulsos. En Estados Unidos, y en menor medida en Inglaterra, donde se espera que los hombres sean agresivos y adecuadamente sexuados, la mayoría usa el alcohol. (Es curioso hacer notar que en algunas regiones del Oriente, donde se prefiere la pasividad, la droga tolerada sea la *cannabis,* cuyo efecto es pacificador, mientras que el alcohol es considerado con el mismo horror con que nosotros consideramos la heroína) [3]. En Occidente, una minoría usa heroína para facilitar sus reacciones naturalmente pasivas; es posible que la represión contra la heroína tenga como motivo el que constituya una amenaza para la fuente básica de poder de la organización social occidental: el impulso egocéntrico del macho.

Las indagaciones hechas sobre la personalidad de los toxicómanos americanos tienden a confirmar esta teoría. (Desgraciadamente, no se han hecho estudios similares sobre los toxicómanos ingleses.) Chein descubrió que el toxicómano adolescente típico en Nueva York es un muchacho de color, más bien guapo y bien proporcionado; un *dandy* que podría llevar perilla e intentar comportarse como un caballero británico; en definitiva, un tipo de individuo completamente ajeno al ideal americano de hombre [4]. Al principio de sus indagaciones, los psiquiatras descubrieron que estaban a punto de llegar a las manos a causa de sus descripciones contradictorias de las personalidades de los muchachos. Cada toxicómano le parecía a cada investigador una persona diferente, de manera que llegaron a la conclusión de que la figura del toxicómano es típicamente fluida y plástica y que oculta una serie de características negativas internas: incapacidad para mantener relaciones amistosas, dificultad para ajustarse a las exigencias de masculinidad (esto es probablemente más importante en Estados Unidos que en Inglaterra, donde los adolescentes tienden hacia una monosexualidad exterior), sentimientos de inutilidad, depresión, predisposición a sentirse fácilmente frustrados y ansiosos e incapacidad para soportar estos sentimientos.

Generalmente, los toxicómanos de Chein provenían de hogares en los que el padre no existía o descuidaba sus funciones y la madre era extraordinariamente dominante. Otro estudio sobre toxicómanos maduros descubrió que más de una tercera parte de ellos vivían todavía con parientes de sexo femenino a la edad de treinta años, lo que implica una cifra superior en más del doble a la media de la población de reclusos, sensiblemente igual, sin embargo, en todos los demás aspectos a la media de los toxicómanos [5]. A menudo, las casas de estos toxicómanos parecen estar mejor amuebladas y cuidadas que el término medio; pero lo que el visitante no podría ver es el recuerdo de una niñez transcurrida con la sensación de ser un mueble más de la casa, un objeto para sus padres y no una persona por propio derecho.

El estudio de Chein descubrió que los problemas de personalidad del toxicómano adolescente eran los mismos que los de los toxicómanos maduros, lo que representó un nuevo golpe para la idea de «la inocencia corrompida por el inductor». Tres cosas aparecieron como decisivas para formar un toxicómano: 1) una insuficiencia psicológica que predispone a tomar drogas; 2) una crisis; 3) una proposición para tomar drogas hecha en el momento apropiado. La «crisis» puede no ser nada en términos objetivos—quizá solamente el problema de pedir a una jovencita que salga a bailar con él un sábado por la tarde—, pero es suficiente cuando se encuentra con una personalidad atrapada por las inquietudes de la adolescencia.

Los jóvenes que empiezan a tomar drogas—sigue Chein—saben que lo que están haciendo es ilícito y peligroso, pero tienen una actitud delictiva ante la vida. Muchachos de bachillerato que tienen una opinión favorable sobre el uso de las drogas, ven la vida con pesimismo, desesperación y con una sensación de inutilidad y desconfían de la autoridad.

Las probabilidades de que un chico esté expuesto al peligro de las drogas dependen en gran medida de su unión con grupos delictivos... El chico que finalmente toma drogas carece de un estímulo lo bastante fuerte como para suprimir su impulso y desarrollar una disciplina; puesto que su padre falta—o es frío o se muestra hostil—, el muchacho tiene relativamente pocas oportunidades de formarse de acuerdo con la imagen de un símbolo varonil; la mayoría de los padres abrigan, sin fundamento, escasas ambiciones para sus hijos, reflejando así sus propias actitudes pesimistas ante la vida y su desconfianza hacia los profesores y otros representantes de la sociedad [6].

Con diferentes palabras, las mismas afirmaciones resultan injuriosas:

Los toxicómanos son asociales, inadaptados, inmaduros e inestables. Son egoístas y se concentran en sí mismos, sin interés alguno por el bienestar de los demás, porque sólo les importan sus propios problemas. Su mayor preocupación consiste en seguir obteniendo drogas o en la gratificación inmediata de su deseo de las mismas. Pueden usar cualquier procedimiento, por irracional y peligroso que sea, para satisfacer esa insistente ansia. Han dejado de mantener relaciones humanas normales y apenas les preocupa el dolor que causan a sus parientes. Carecen de autodisciplina, de fuerza de voluntad, de ambición y eluden todo tipo de responsabilidades. Tienen un umbral muy bajo para el dolor o cualquier tipo de incomodidad y son incapaces de tolerar críticas o frustraciones. Sus relaciones personales tienden a hacerse más restringidas, limitándose a otros miembros del mundo de los toxicómanos, por lo cual llegan a convertirse en proscritos de la sociedad y en gente extremadamente solitaria [7].

Debemos hacer algunas modificaciones al trasladar al ambiente inglés las características de los usuarios americanos de la droga, pero el modelo permanece en lo básico idéntico. Esto no quiere decir que pueda predecirse con seguridad quién llegará a convertirse en toxicómano y quién no. Las variables de oportunidad se multiplican por la suprema variable de la personalidad, pero al menos resulta posible reconocer tan rápidamente las características de un toxicómano inglés como las de un americano. He aquí, como una demostración de lo expuesto, el caso de Stephen North, un muchacho de dieciocho años que vivía en Pimlico.

Su madre posee un agradable piso reconstruido en uno de esos inhóspitos bloques de viviendas erigidas por fundaciones caritativas a fines de siglo. La mujer permaneció de pie bajo el dintel de la puerta en el oscuro descansillo, frotándose los ojos; llevaba zapatillas y había estado dormitando al calor de la estufa mientras esperaba que su hijo más joven volviera del colegio. La luz de la tarde invernal llegaba con dificultad a través de la cortina de encaje, y el elegante sofá negro y la espesa alfombra reflejaban la luz roja proveniente de la estufa. Dice:

Después de dejar la escuela, a los quince años, mi hijo tuvo problemas con las anfetaminas. Tenía la costumbre de ir a esos clubs de baile del Soho, que en mi opinión mejor estarían destruidos. El chico era muy inestable y no quería trabajar, por eso le mandaron en condiciones de prueba a una granja en Kent. En realidad, aquello le gustaba mucho, y cuando vino a casa la primavera pasada parecía mucho mejor adaptado. Incluso fue a la bolsa de trabajo y consiguió empleo con un restaurador de antigüedades; estaba muy contento, porque siempre le había gustado el arte. Por entonces se incorporó al Ejército de Tierra y esperaba marchar a Alemania en el verano.

Llegó entonces ese fin de semana. Le he dado vueltas y vueltas en la cabeza a lo que ocurrió; vino a casa muy alegre el viernes y salió con su novia Jinnie. Y volvió a hacerlo el sábado. Lo único que pasó esa noche es que no vino a dormir; como ya otras veces se había quedado en casa de los padres de Jinnie, no me preocupé. Por la mañana, antes de las ocho, la chica estaba aporreando mi puerta. «Está completamente azul», me dijo, y bajé inmediatamente. La noche pasada se había quedado dormido en el sofá viendo la televisión; le taparon y se fueron a dormir. Por la mañana no pudieron despertarlo; no tenía buen aspecto, pero la madre de Jinnie—necia mujer—se fue al trabajo. Naturalmente, llamé en seguida a una ambulancia, pero Stephen estaba ya muerto.

Al hacer la autopsia dijeron que había muerto de una pulmonía bronquial producida por heroína. Dijeron que llevaba tres semanas tomándola. Al parecer, compartió una píldora con un chico en la granja y había seguido tomando desde entonces. No parece mucho tiempo, ¿verdad? Nunca pensé... Duele cuando la gente dice: «Deberías haberlo sabido.» ¿Cómo podía saberlo? No hizo nada distinto de lo normal. No le examiné en el baño para ver si tenía las marcas de los pinchazos. Si hubieran llamado a la ambulancia inmediatamente, podía haberse salvado. Conseguían la droga de ese gitano llamado Curtis, que tenía la costumbre de merodear por Piccadilly Circus vendiendo inyecciones baratas a los muchachitos hasta que los tenía bien agarrados. Le arrestaron al día siguiente y murió en Brixton al otro día, ahogado en su propio vómito cuando le privaron de las drogas. Era un ser putrefacto, si me permite decirlo.

¿El padre de Stephen? Sin comentarios. Había llegado a un punto en que salía de casa y se emborrachaba, y eso es todo. Stephen tenía la costumbre de decirme: «No le hagas caso», y siempre era muy cariñoso conmigo. Solía enfadarse mucho con su padre cuando era más joven, pero ahora ya se había acostumbrado. Tenía un corazón muy tierno; no toleraba que le llamaran gallina. Siempre tenía accidentes porque la gente le retaba para que hiciese cosas estúpidas. Quizá por eso tomó la tableta. Por supuesto, también tenía sus cambios de humor—igual podía estar en las nubes que deprimido—, pero era un chico muy agradable. Todos lo decían.

La función psicológica de la habituación a las drogas

Hemos examinado algunas características de la personalidad que parecen propiciar el que una persona llegue a convertirse en toxicómano si se le ofrece la oportunidad para ello; también es interesante identificar los mecanismos psicológicos que coadyuvan a la continuidad del hábito. La cuestión decisiva es que para el toxicómano «la vida se inserta en un sistema autosuficiente y cerrado donde puede obtener su propio placer... Se aísla de la necesidad de ayuda humana o de satisfacción. No depende de ninguna otra persona» [2]. Sus períodos regulares de euforia están seguidos por otros igualmente frecuentes de depresión; parece que el autocastigo de encontrar las drogas, así como una incipiente abstinencia, es tan importante en el universo personal del toxicómano como el disfrute de sus paraísos.

Escenas de estar tendido en el suelo de inmundos y abyectos cuartos de hotel. Enfermo como un perro. Ya sabes, demasiado débil para que te importe. Ya sabes, cuando literalmente no te lavas ni te vistes. Para salir fuera intentas detener las arcadas el tiempo suficiente para ponerte la ropa. Olvidas peinarte, lavarte la cara. Es ridículo. Ponte sólo un gorro en la cabeza y espera lo mejor. Y hay momentos en los que realmente nada importa. «Dame algo de dinero o vete al penal», ésa es la actitud (del inductor). Pero uno está demasiado débil. Llueve. Nieva. Hiela. Y es una mañana de domingo y miras la calle y hay montones de nieve y tienes los zapatos llenos de agujeros. Todos los trajes del mundo no serían suficientes para calentarte. Y es domingo. Y no tienes suficiente droga [8].

Prefiriendo siempre una gratificación a corto plazo que la satisfacción a la larga, su continua victoria sobre las crisis de abstinencia—que está representada en el folklore de los adictos como una catástrofe sin igual: «Chico, como si el esqueleto tratara de salírsete de la piel», en términos de un muchacho londinense de diecisiete años—hace que su modo de vida esté constantemente autojustificado. Y al mismo tiempo esto le inhabilita para buscar cualquier otro modo de vida, porque se siente muy enfermo o porque está muy ocupado buscando las drogas; otro modo de vida que podría proporcionarle satisfacciones más profundas, pero que le expondría también a la crítica y a la competencia. Toma este camino porque tiene una miserable opinión de sí mismo; sabe que no puede competir en términos de igualdad y considera que está destinado a ser inferior y despreciado. Sólo las drogas ofrecen una salida para esta situación. Nyswander cita el caso de un chico que escapó de la escuela y comenzó una vida de toxicómano y delincuente porque el profesor se había reído de su ortografía. «Las drogas le daban las satisfacciones del agresor—la plenitud sexual, etc.—sin necesidad de abandonar su pasividad»[2]. He aquí otro punto de vista:

> Pensaba de sí mismo que era una criatura bastante inútil, que no podía moverse en el medio social sin una constante carga de ansiedad. Dejó atrás (con las drogas) el mundo de la interacción simbólica en un punto esencial: aunque pueda continuar funcionando como practicante, como músico, etc., no depende ya de ello para su propia estima[9].

Este continuo apaciguamiento de la ansiedad, proporcionado por la heroína, condiciona muy poderosamente el uso de la droga en circunstancias difíciles. Wikler sugiere que esto explica el hecho de que un hombre puede curar su toxicomanía y vivir aparentemente feliz durante quince años y, sin embargo, recaer en la droga una vez que sus negocios empeoren o sea abandonado por su mujer. Todavía más curioso es que después de un intervalo de tiempo como éste, una dosis produzca una fuerte reacción de abstinencia, aun cuando esto sea farmacológicamente imposible. Parece que todo el modelo químico de la acción de la droga se ve reforzado por el aprendizaje[10].

No es fácil diagnosticar un hábito de heroína establecido desde hace tiempo sin hacer un análisis de orina o sin provocar la crisis abstinencial. Excluyendo la necesidad de inyectarse la droga, puede no haber ningún signo exterior de dependencia si la dosis ha sido bien calculada para la tolerancia del toxicómano. Siendo así, se comporta con perfecta normalidad, aunque si pudiéramos compararlo con su propia personalidad previa a la dependencia notaríamos que muestra menos tensión nerviosa. Antes de que la toxicomanía en sí misma se pusiera de manifiesto y llegase a ser inaceptable política y moralmente, el opio se usaba a fines del siglo pasado para calmar a los criminales violentos sin oscurecer sus mentes[11]. El verdadero inconveniente del uso continuado de los opiáceos es que para el toxicómano se convierten en una necesidad primaria que reemplaza a las del sexo y la comida, y cuya satisfacción sirve propósitos socialmente inútiles.

Wikler describe un experimento interesantísimo, aunque algo inhumano, en el cual se permitió a un ex toxicómano que volviera a tomar drogas, advirtiéndole de antemano que al cabo de cierto tiempo se le cortaría el suministro de morfina; el sujeto estuvo bajo observación psiquiátrica durante el experimento, y él mismo eligió el tamaño y la frecuencia de las dosis con entera libertad. Este individuo había tenido una vida espectacular como conductor de una lancha rápida durante la Ley Seca; cuando tenía veintidós años era capaz de conducir su bote toda la noche, llegar a casa de madrugada, dormir tres o cuatro horas y fumarse entonces una pipa de opio. Salía entonces a comer algo y pasaba largas tardes fumando su pipa con algunos amigos.

El sujeto consideraba la privación de morfina como algo desagradable, pero no imposible de soportar, y de buena gana aceptó el experimento. Normalmente era más bien cauteloso con el personal del hospital; pero cuando comenzó su rehabituación se mostró más hostil y estaba lleno de fantasías acerca de sus vigilantes y de su injusticia para con los otros pacientes. A finales del quinto mes había aumentado su dosis a doce inyecciones de un gramo al día, o sea, un total de doce gramos diarios, aunque todavía le quedaba mucho para llegar a la dosis más alta que se conoce: treinta y siete gramos. Mientras tenía lugar el experimento, recibía con alegría su incrementada tolerancia y apetencia. «Es agradable estar enganchado, porque cuando no lo estás es como si un buen amigo se fuera»; esto quería decir que deseaba gozar más a menudo la emoción de la inyección. «Un filete siempre sabe bien, pero todavía mejor si uno está hambriento», decía refiriéndose a las inyecciones. Trabajaba un par de horas al día llevando ficheros y el resto lo empleaba en tumbarse en la cama, oír la radio, dormitar y decir que no quedaría enganchado. Un mes antes de que se cortaran sus suministros se le advirtió de ello y se le aconsejó acerca de la manera de prescindir poco a poco de la droga y pasarse a la metadona. Lo hizo durante tres semanas, pero dos días antes del final aumentó su dosis otra vez y sufrió un espectacular síndrome de abstinencia.

Aunque durante el experimento el sujeto se había sentido culpable por el hecho de encontrarse de nuevo atrapado en contra de sus deseos y por estar gozando del lujo de tener drogas, mientras sus compañeros de prisión carecían de ellas, al sufrir el síndrome de abstinencia sintió que había expiado todas sus culpas. Aunque había consumido el equivalente a una fortuna en drogas con muy escasos resultados, puesto que la proyectada investigación acerca de su persona bajo los efectos de la morfina había sido casi un fracaso, todavía pidió que le pagaran en opiáceos por colaborar en experimentos ulteriores. Evidentemente, pensaba que la crisis abstinencial había compensado todas sus deudas y que no debía favores a nadie. Wikler sugiere que esta necesidad y esta facultad de descargar interiormente la culpa nos revelan la razón por la que los adictos buscan con tanta frecuencia la heroína, que es la droga que «engancha» con más fuerza y de la que se prescinde con más dificultad, y no la morfina, la meperidina o la metadona, que producen igualmente euforia. Para el toxicómano, la crisis abstinencial, o su amenaza, constituye el contrapeso necesario del placer obtenido; de este modo, a pesar del desprecio que siente por sí mismo, y que convierte toda satisfacción en culpa, es capaz de obtener placer y de vivir libre de dolor [12].

Los análisis efectuados sobre la personalidad global del toxicómano suelen limitarse a enumerar características externas aparentes. Se han hecho pocos intentos para *entender* por qué se conduce en la forma en que lo hace, quizá porque tal investigación de modos tan diferentes de conducta es difícil incluso para un psiquiatra competente, o quizá porque si entendiéramos realmente al toxicómano, nos veríamos en dificultades a la hora de condenarlo. Cuanto más cerca estemos del núcleo del problema, tanto más cerca nos encontraremos del dilema fundamental: ¿son las personas quienes utilizan las drogas o son las drogas las que utilizan a las personas? Nos gusta decir que lo primero es verdad; pero actuamos como si la verdad estuviera en lo segundo. En el núcleo del toxicómano está la respuesta, pero quizá sea mejor para nuestra tranquilidad de espíritu no inquirir con demasiado empeño.

El típico toxicómano joven descrito en varias publicaciones americanas se parece mucho al esquizofrénico joven, cuyo trance ha descrito muy brillantemente Laing en su libro *The Divided Self*[13]. Ambos eran «buenos» niños, caracterizados por una relación fuerte, pero equívoca con sus madres, y aparentemente bien cuidados, aunque en realidad fueran tratados más bien como cosas. El esquizofrénico nunca llegó a desarrollar una verdadera confianza en su realidad interior, porque nadie lo consideró jamás como un ser humano valioso. Intenta luchar contra lo inseguro de su propia realidad construyendo una personalidad exterior falsa, detrás de la cual se agazapa el yo solitario, omnipotente en el vacío. Maneja la falsa realidad para acoplarse a su ambiente, con la desesperada pretensión de evitar todo roce y con la ansiedad de ser una totalidad cerrada en un mundo hostil. (Esto nos recuerda la plasticidad de los jóvenes toxicómanos estudiados por Chein.) Al final sus defensas se rompen y el mundo invade el hueco por el centro: llega a ser manifiestamente esquizofrénico. No es imposible que los opiáceos, al acabar con la ansiedad que todas estas maniobras crean, salven al toxicómano de la esquizofrenia y le ayuden a superar los años de disociación interior. Hasta es posible que el psicótico incipiente que escoge las drogas se encuentre en mejor situación que aquel que intenta arreglárselas solo, ya que está comprobado (ver páginas 164-9) que la habituación a la heroína es una fase de la vida de la que el toxicómano se va desligando lentamente. Aunque se dice a menudo, y probablemente con razón, que el uso de la droga en ningún caso incrementa la adaptación social inmediata o la eficiencia del toxicómano, se omite el hecho de que éste podría sufrir un lento e inevitable colapso de la personalidad si la droga no congelara sus problemas hasta el momento en que resultara capaz de asumirlos.

4. Actitudes respecto a los opiáceos

En la sociedad occidental contemporánea es preciso un acto deliberado de voluntad para habituarse a la heroína. Se trata de un paso bien definido, provocado quizá por un sentimiento de inutilidad y desesperación, pero que todavía está lejos de equivaler al suicidio. El toxicómano debe tener alguna esperanza positiva en su compromiso con las drogas; la toxicomanía significa, al menos para él, un mejoramiento de su condición.

Por consiguiente, alguna persona en alguna ocasión le ofreció una inyección al futuro toxicómano, que la aceptó. ¿Cuáles eran entonces sus pensamientos? Un inteligente periodista de veinticinco años, ex-toxicómano, dice: «Me encontraba tan desesperado, que estaba dispuesto a probar cualquier cosa. Me dijeron que la droga podía arreglar las cosas y la tomé.» En su caso, la esperanza de que la heroína podía ayudarle estaba justificada. «Lo fundamental de la heroína es que evita que uno se preocupe por los asuntos que antes le preocupaban. Así deja uno de preocuparse; pero el mero hecho de no estar preocupado significa que no es necesario estarlo. Por tanto, después de tomar un poco, dejó de hacerme falta la heroína y abandoné la droga.» Otro sujeto, una chica de dieciocho años que al hablar de narcóticos imitaba un acento americano tan fuerte que era casi imposible entenderla, dice: «Me casé a los diecisiete años. Una tarde fui a Fulham a fumar, pero no había nadie y me volví a casa. Allí estaba el canalla en la cama con esa pájara. Me sentí tan terriblemente mal que volví a casa del inductor y le supliqué que me diese una inyección.»

Estos casos concuerdan con las investigaciones americanas acerca de los primeros pasos hacia la toxicomanía, aunque siempre debemos tener en cuenta el interés de los toxicómanos por dramatizar las circunstancias que les impulsaron a drogarse y por minimizar su propia decisión consciente. Una persona corriente nunca pensaría en usar la heroína como solución de problemas emocionales, ni tampoco que con una sola toma podría huir de ellos. Debemos suponer que el toxicómano estaba predispuesto a la droga y que sus proyectos habituales difieren radicalmente de los del resto de las personas. En primer lugar tiene que haber probado la heroína y haberse habituado a ella como forma de aliviar su ansiedad. Todo esto implica un contacto con los toxicómanos y con su mundo, contacto que es en todo caso necesario para conseguir las provisiones ilícitas.

En algunos casos, el uso de drogas comenzó con la necesidad de ayuda durante una crisis emocional. Lo que vendría después—así al menos nos lo quieren hacer creer— apenas se preveía en el doloroso momento de tomar la droga. Para otros, las consecuencias son más visibles; la vida del toxicómano debe parecerles atractiva, tanto en virtud de la observación como por la imagen revelada por el folklore. Quizá sea interesante considerar brevemente la mitología de los drogómanos; las cosas que se cuentan al respecto deben tener una importante influencia en la decisión inicial de los nuevos toxicómanos.

En Inglaterra apenas hay una cultura autónoma de las drogas. «El hombre con el brazo de oro», «La Conexión», los beatniks, todo son importaciones. Para encontrar esa cultura es preciso ir a los barrios bohemios de Nueva York y Chicago, origen de todas las leyendas.

Cuando con la promulgación de la Harrison Act, en 1914, se prohibió la venta de narcóticos y se formó una actitud represiva que desembocó en la Ley Seca de 1920, se establecieron las bases del toxicómano como antihéroe:

Le llaman Jerry el drogao *,
habita en Chinatown.
Trajes harapientos y zapatos rotos,
cómo canta los blues el muchacho,
todo parece rezumar
de Jerry el drogao.

El jurado lo consideró culpable
y fue sentenciado a muerte...
Con correas le ataron a la silla eléctrica
porque había llegado el momento...

Diez mil voltios recorrieron su cuerpo,
pero no pestañeó.
Probaron miles de veces
y oyeron que el alcalde gritaba:
Eh, cortad el fluido, de nada sirve,
la cuenta de la luz está subiendo demasiado [1].

Este ser irreverente se convierte en la oscura y desesperanzada figura onírica oriental que por arte de magia se eleva escuálida por encima del mundo capitalista, transformando su crueldad y materialismo con vistas a su propia ventaja espiritual: es Dean Moriarty haciendo piruetas en un salón burgués:

... estaban todos sentados alrededor de Dean, escudriñándole con una sombría mirada de odio, mientras él permanecía de pie sobre la alfombra en el centro de la reunión y simplemente reía. Hizo un pequeño baile. Su vendaje se ensuciaba por momentos y

* El término «junkie» (de «junk»: droga en argot), de origen norteamericano, designa al toxicómano desde una perspectiva bohemia y folklorista; en cierto modo, es el nombre que éste se aplica a sí mismo y el que usa para sus «compañeros» de hábito; puesto que en el idioma castellano no existe ningún equivalente—salvo las palabras de argot que designan estados de embriaguez por alcohol, que inducirían a confusión en este caso—, se ha traducido unas veces por el «drogao», como en esta canción, y otras pura y simplemente por «drogado», para distinguirlo así de la formulación más exterior y científica que implica el término toxicómano («addict»). (*N. de la T.*)

empezó a desenrollarse. De repente me di cuenta de que Dean, a causa de su enorme serie de pecados, estaba llegando a ser el Idiota, el Imbécil, el Santo de la pandilla [2].

Si se es lo bastante loco y díscolo, resulta posible escapar completamente de las asfixiantes cadenas del código moral de la clase media y recuperar la inocencia. Hay una afinidad entre el *beatnik* y la beatitud del loco de las culturas musulmanas: una liberación de las esclavitudes de la tierra, dominada por el deseo de ser algo más que el hombre-tipo. Moriarty es único; las drogas son para él innecesarias, pero con ellas incluso el espíritu mediocre puede alcanzar su cima.

Así invertido el razonamiento, las drogas constituyen una salida: «Claro que querría llevar una vida decente; todos nosotros querríamos. ¡Pero hombre! ¿No lo ves? Soy un drogado, estoy enganchado, no puedo escapar. No puedo lavarme y ganarme la vida y levantarme y hacer el desayuno y pagar los impuestos. Necesito mis inyecciones. Maldita sea, déjame en paz, hombre.»

Hasta aquí la imagen de las drogas como liberación. Otros las consideran como símbolos de un mundo esotérico donde muy pocos se atreven a entrar. Uno de los primeros clientes de la organización Narcotics Anonymous (véase el capítulo 10) era un muchacho pálido de dieciocho años, procedente de Leeds, que se había imbecilizado por usar barbitúricos, pero que insistía en aparecer como un verdadero drogado. Para probar esto llevaba una gigantesca jeringa cromada de veterinario, útil para inyectar a las vacas de alta calidad. Nunca la había usado, y nunca se hubiera atrevido a ello. Zinberg y Lewis citan el caso de un músico americano de jazz que había sido admitido por segunda vez en un hospital a causa de hepatitis. Como usaba el argot de los drogados al hablar, se supuso que era toxicómano. (Este es siempre un punto delicado en la medicina americana, ya que la ignorancia puede hacer que la abstinencia sea tratada como síntoma de otra enfermedad completamente distinta, mientras que el meterse en averiguaciones puede dar lugar a escenas desagradables). Este sujeto admitió, lleno de bochorno, que había probado dos veces la heroína sin haber disfrutado; rogaba a los médicos que no se lo dijeran a su mujer o a su familia, puesto que perdería entonces el *status* de «enganchado». Su necesidad de depender psíquicamente de una droga—la que fuera—era tan grande que sólo consiguieron hacerle soportar el régimen de la hepatitis convenciéndole de que esto también era estar «enganchado» y acrecentaba su fuerza y carácter [3].

El mismo tipo de efectos se observa en un ambiente más burgués:

> Entonces llegó el primer desastre. La madre de mi buen amigo descubrió las herramientas, ya sabes: la aguja, el cuentagotas, etc. Fue a ver a mi padre, y mi padre me llevó a pasear. Se mostró muy comprensivo. Después de un rato se rompieron mis defensas, admití que estaba usando drogas y le dije que no lo haría nunca más. Desde luego, en seguida le llamé a mi amigo y aquella noche nos atiborramos... Y aquí estamos, personajes extraños en la extensa comunidad. La madre de alguno llamó a la Policía, que irrumpió en el apartamento donde estábamos sentados inyectándonos, y la noticia llegó a los periódicos. Porque esto era algo nuevo en esta comunidad. La conmovió. ¡Dios mío, chicos de buena sociedad tomando drogas! La escuela superior se sacudió hasta los cimientos. Lo peor que había ocurrido en los últimos años había sido el robo de unos tapa-cubos. Luego, el arresto, la cárcel, y, por supuesto, nuevos amigos, nuevos contactos para saber dónde encontrar drogas en lo sucesivo, nuevas maneras de conseguir dinero; y, ya sabes, no pretendas ser un ingenuo, hazte el listo, porque así es la cosa. Ingresé luego en Lexington, en Kentucky. Volví y mi padre me mandó a un colegio particular, y durante algunos meses no tomé drogas. Pero pensaba en ellas a menudo. Pensé en mi viejo amigo y deseé que estuviese cerca; podría así enseñarle lo que aprendí en los nueve meses de Lexington. En realidad, se había quedado atrás, ya no era un «hip» [4].

El hecho de convertirse en «hips» (en el argot de los toxicómanos, la palabra significa que se es un iniciado, con una herida en la cadera—hip—por estar tumbado sobre tablas fumando opio; de ahí los pantalones y faldas «hipster») influye probablemente en muchos adolescentes ingleses y los incita a probar las drogas. Eso refleja la aterradora falta de oportunidades culturales que todavía existe en este país con respecto a las clases más bajas, que, en un mundo de expertos, se sienten condenadas a permanecer como simples números en la masa. La necesidad que sienten los jóvenes de individualizarse y alcanzar una identidad se ha agudizado, y las drogas les ofrecen una solución. Es una desgracia que este motivo sea el que más impulse a las personalidades inadecuadas, inseguras y anormales, particularmente predispuestas a la dependencia de los narcóticos. Dos muchachos londinenses, estudiantes de bachillerato, hablan así de los compañeros de escuela que toman drogas:

Siempre es la misma cizaña: los pequeños idiotas, que piensan que resulta importante y de buen tono sacar un puñado de píldoras, y si uno de ellos consigue una inyección de caballo, los otros se mueren realmente de envidia mientras aquél se exhibe y lleva a sus amigos al lavabo para que vean la marca de la aguja en el brazo. Es patético, puedo asegurártelo.

La dependencia de la droga es un problema complicado que tiene múltiples caras; hay otras imágenes atractivas, además del escapismo y la fascinación. Uno de los perpetuos problemas de los jóvenes consiste en encontrar nuevas formas de rebelión que puedan molestar a sus mayores sin lesionarles a ellos mismos. La imagen favorita del adulto—la del perverso, loco por las drogas, que introduce insolentemente la aguja en su brazo, lleno de aterradoras pasiones y con ojos brillantes como válvulas de radio, y que avanza impetuosamente para descargar su inmunda voluntad sobre jóvenes y viejos—le hace el juego a la perfección a los adolescentes. El coqueteo con las drogas es un medio casi infalible para provocar la alarma entre los mayores.

Otra imagen de las drogas, que se usa enérgicamente para desanimar a la gente, es aquella que muestra la suciedad, la miseria y la degradación a que conducen. Pero también esto puede ser atractivo, y quizá incluso poderosamente. El toxicómano en potencia, carente de identidad y de amor, se murmura a sí mismo: «Si no puedo hacer que las cosas vayan bien, haré que todo vaya lo peor posible», esperando forzar a otros a reconocerle y ayudarle a causa de su inmolación. Una joven con buenas dotes de observación que vive entre los toxicómanos de Paddington, dice: «Pienso que en muchos de ellos lo que hay es una especie de gritar silencioso pidiendo ayuda»; se trata de una expresión de la necesidad que a veces sentimos de amontonar agonías para que alguien tenga que venir a salvarnos. También en este aspecto la imagen americana del drogado es la más operativa, la más profunda en lo que a degeneración respecta:

> A menudo los drogados de Nueva York están separados. Ser un drogado implica vivir en un casa de locos. Las leyes, la Policía y las masas de ciudadanos indignados que nos llaman perros rabiosos. Quizá somos la minoría más débil que jamás haya existido; arrastrados a la pobreza, la porquería, la inmundicia, carentes incluso de la protección de un ghetto legítimo... [5]

De todas formas, la melancolía autocondescendiente del muchacho es uno de sus placeres más agudos. Los Rolling Stones dicen en una de sus canciones: «Será la última vez..., lo siento, niña, pero no puedo quedarme..., hay demasiado dolor y demasiada pena.» Embarcarse en el hábito de la heroína es, a los ojos del mundo, cometer un suicidio; y el toxicómano se concede a sí mismo el placer de ir contemplando el efecto de su decisión. Se abraza a la imagen catastrófica del drogado, y quizá no haya mucha diferencia entre esa imagen y la del joven mártir cristiano, pues ambos invocan la salvadora mano del Padre por medio de la desesperación.

La vida del toxicómano británico

La manera de vivir del nuevo toxicómano hasta tal punto parece un mecanismo de expresión de las actitudes que tiene hacia sí mismo y hacia la sociedad que parece lo más apropiado examinarla bajo este título. En el Estado del Bienestar (Welfare State) es difícil alcanzar las cimas de autoinmolación del clásico usuario americano de drogas. En Inglaterra resulta posible obtener gratuitamente drogas a través de casi todos los médicos que proveen a los toxicómanos; los demás venden el medio gramo de heroína aproximadamente a un chelín, de manera que el cupo de una semana viene a representar unas tres libras. Según dispone la ley, un toxicómano atendido por un médico está enfermo; si el doctor extiende el oportuno certificado, puede conseguir ayuda de la Asistencia Nacional y—en caso de estar sellado su documento—obtener también los beneficios del Seguro Obligatorio. Sin embargo, lo más probable es que esto ocurra muy pocas veces, aunque seguramente sería menos caro para la sociedad financiar pródigamente al adicto que permitirle ganar el dinero que necesita vendiendo el exceso de droga a sus iguales. Por medio de estas ventas le resulta bastante fácil conseguir como mínimo un par de libras diarias, ingresos que se completan con el robo en las tiendas y almacenes; de hecho, tiendas muy importantes mantienen una actitud de tolerancia hacia este tipo de hurtos, ya que prueba la fuerza atractiva de las mercancías expuestas. La personalidad del toxicómano muestra un fuerte rasgo autodestructivo, y es posible que en Inglaterra no encuentre el ambiente apropiado para manifestarse.

Se ha observado que la característica más notable del nuevo tipo de toxicómano adolescente es su gusto por la publicidad. El investigador que de antemano piensa que le va a resultar difícil encontrar usuarios de la droga se ve inmediatamente abrumado por la exhibición que éstos hacen de sus heridas espirituales, como si fueran mendigos del medievo, dispuestos siempre a comentar sus asuntos más íntimos de una forma exhaustiva que pronto se vuelve pesada. Está claro que carece de sentido ser toxicómano en Londres y no aparentarlo. A medianoche, en Piccadilly Circus, los jóvenes se alinean ostentosamente bajo las luces de neón; en John Bell & Croyden's esperan discretamente dentro, cabizbajos y al acecho, en los amplios sofás que alojan a otros clientes durante el día. Esperan la receta del próximo día, y al llegar la medianoche se encuentran liberados. Cuando acudí a esos lugares, un policía me recomendó que me fuera a pasear por el grupo de cabinas telefónicas de la calle Vere, junto a una pequeña iglesia. Había un muchacho desmelenado desparramando sus bártulos sobre el anaquel de una cabina, encima de una guía telefónica, brillantemente iluminado y enmarcado contra la calle oscura. Lentamente preparó la dosis sobre un cabo de vela, moviéndose de forma tal que pudiera seguir dándome la espalda. Entonces, con bastante sentido del drama, se quitó los pantalones y se inyectó en la nalga con una jeringa grande y resplandeciente. A continuación se subió los pantalones, recogió sus utensilios y se alejó cojeando alegremente. Nada mejor calculado para una exhibición; los toxicómanos que todavía se inyectan por vía intramuscular no suelen necesitar la inyección tan urgentemente como para no poder esperar hasta llegar a su casa.

Un toxicómano instruido—en este caso, un escritor—sigue un sistema diferente. Entretiene a sus visitas con el ritual de inyectarse la droga; hierve una píldora de heroína en un frasco de medicinas: tensión, ¿se romperá el cristal al contacto con la llama? Luego enrolla una misteriosa tira de papel mojada en saliva alrededor del extremo de un cuentagotas, saca una aguja hipodérmica y acto seguido la empuja a través del papel. Absorbe entonces la heroína disuelta dentro del cuentagotas y la balancea peligrosamente en el borde de la mesa. Otra situación de «suspense»: ¿se caerá? Pero el intrépido escocés se quita serenamente el cinturón—nueva tensión: los pantalones—para enrollárselo alrededor del bíceps izquierdo. Apretándoselo con los dientes, palpa la venda, y entonces, con gran delicadeza, introduce la aguja dentro de la vena hinchada. Llegado a este punto, explica las ventajas del cuentagotas: al expulsar el líquido, la presión de los dedos índice y pulgar se equilibra y actúa a través del eje de la aguja, evitando que se salga de la vena; el impulso necesario para accionar una jeringa normal suele producir como resultado que la aguja atraviese la vena y penetre en la juntura del codo, donde la heroína apenas hace efecto e invariablemente causa dolor. Que parte de la droga no pueda salir del cuentagotas, tampoco es una desventaja, porque soltando el cinturón y dejando que el brazo cuelgue, el cuentagotas se llena de sangre; se inyecta de nuevo, lo deja llenarse, vuelve a inyectar y saca la aguja, permitiendo que un pequeño reguero de sangre le corra por el brazo. Mientras procede a secarse esta «salpicadura», habla desenfadadamente de otros asuntos.

En Inglaterra, donde no es un delito poseer agujas o jeringas, muchos toxicómanos tienen la costumbre de llevar varios ejemplares en una funda de gafas con adornos. A menudo poseen dos o tres jeringas y media docena de agujas, y se pasan tanto tiempo seleccionando la que van a usar como el jugador de golf al elegir sus palos. Forma parte del riesgo no esterilizar jamás las agujas o lavar las jeringas y la mayoría de los adictos sufren ocasionalmente de abcesos, envenenamientos de la sangre e ictericia. Pero creen estar inusitadamente sanos, quizá porque están al margen de las angustias de la mortalidad común. A pesar de esta salud interior, es bastante fácil que, por dormir en cualquier parte y comer irregularmente, por llevar trajes sucios y no preocuparse de su aseo personal, presenten un aspecto adecuadamente ruinoso. «Llevo estas gafas oscuras—me dijo uno de ellos que vino à tomar el té conmigo en diciembre—sólo para que la gente sepa que soy un drogado. Hay que trabajar la apariencia, muchacho.» Otro sujeto, una mujer, se negaba a que la fotografiaran con las gafas oscuras puestas—lo que se hacía por evitar que sus padres la reconocieran—e insistía en hacerse una foto con los ojos al descubierto: «Son unos ojos verdaderamente drogados», exclamó mientras se arrancaba las gafas.

Uno de los problemas al tratar con toxicómanos es que solamente es posible estar seguro de la dependencia real de un sujeto que afirma serlo teniéndolo en observación en un hospital durante varios días. Varios de los toxicómanos que he conocido parecían perseguir el estado de dependencia sin necesidad de tomar la droga, y quizá usaban la sociedad de los drogados como una forma de escapar del tipo de vida de la clase media. Existe en los adolescentes una frecuente necesidad, y nada malsana por cierto, de huir de los fetiches de la vida adulta y de intentar una existencia sobre lo imprescindible. El ex toxicómano citado en la página 54 dijo: «Mientras comas y duermas, vas por delante en el juego; todo lo demás en esta vida es un extra.» Algunos jóvenes escapan de la civilización uniéndose a expediciones universitarias a Samarkanda; otros se compran una aguja.

El trabajo de conseguir las drogas y el acto de inyectárselas se convierte para muchos usuarios en medio y fin de la vida. Con frecuencia parece que el ritual es más importante que la droga misma; un individuo al que se le estaba fotografiando para una revista repitió cinco veces, por propia iniciativa, los mismos actos de rutina, inyectándose todas las veces agua con una jeringa. Para una persona que toma drogas simplemente por el placer que proporcionan, cada inyección es algo beneficioso y tangible arrancado a un mundo que en teoría no se lo quiere conceder. De este modo, la dosis proporciona múltiples satisfacciones. No es sorprendente que el individuo que se pasa todo el día organizando estas hazañas o hablando de ellas, como muchos toxicómanos hacen, esté limitado en otros campos sociales más convencionales. Al movernos por la gama de las habituaciones, desde los que se contentan con trasnochar y con la música estrepitosa hasta los que necesitan píldoras, *cannabis* o heroína—esto es, todos aquellos a los que la máquina social va entresacando de entre los más perturbadores de sus miembros—, es frecuente encontrar cada vez mayor monomanía y cada vez menor capacidad para relacionarse con otros. La pareja que ahora voy a describir, Héctor y Karen, no usa la heroína; en realidad, su droga preferida es la methedrina (una de las anfetaminas), que posee los efectos químicos opuestos. Pero viven en el ambiente de drogas de Paddington y Bayswater y representan muy claramente su carácter, incluso mejor que algunos de sus amigos más narcotizados.

Una semana después de que viniera Héctor a tomar el té, le visitamos en la habitación que había alquilado en uno de los nuevos bloques construidos cerca de Bayswater Road y que compartía con su novia Karen. Habían esperado a que llegásemos para tomar la droga en nuestra presencia. Charlaban como niños, hablando cada uno de lo suyo sin atender al otro. De pronto Héctor dijo, con el aire de alguien que estuviese anunciando la obtención de un premio: «¿Sabíais que la semana pasada había decidido abandonar la methedrina? Pues bien, he cambiado de idea.» Sacaron unas enormes jeringas de anestesista y Karen se dispuso para su inyección con todo el alboroto de una prima donna que prepara su «toilette». Karen es delgada, rubia, de unos veintidós años, viste un traje de Mary Quant y usa un chal de chiffon, robado en los almacenes Harrods, a modo de torniquete. Con un inextirpable acento de Whitechapel en su voz, dice ser descendiente ilegítima de aristócratas. Pellizca con voluptuosidad la vena enormemente hinchada de su brazo derecho, metiendo y sacando la aguja. Después de haberse inyectado comienzan a hablar cada vez más alto, recorriendo la diminuta habitación como si fueran animales enjaulados. «¿Que cómo se siente uno con esto?—me dice Héctor—. ¿Sabes lo que es tener mariposas en el estómago? Pues esto es como tener allí un águila dorada.» Intenta entonces hacer café, pero está demasiado atontado; yo me ocupo entonces del café y aprovecho la ocasión para utilizar agua caliente del grifo, porque Karen tiene fama de sazonar las bebidas de la gente con methedrina y no es apetecible la perspectiva de una noche sin dormir. Una vez inyectó una dosis enorme a una chica en las nalgas mientras estaban en un bar.

Pronto el alboroto que la pareja formaba llegó a ser insoportable y mi mujer y yo los abandonamos a su charla incomprensible.

La tarde siguiente recibo un telefonazo de Héctor, que andaba en un estado lamentable. Les habían robado todas sus drogas. ¿Podían venir a casa? Les digo que sí, que por supuesto. Me pregunta entonces si podría ir a recogerles y contesto que no, que mi mujer se llevó el coche; me pregunta si le pagaría yo el taxi y le digo otra vez que no, que mi mujer se ha llevado todo el dinero. Poco después llegan saltando alegremente y diciendo que abajo está el taxista y que necesitan que le pague. Puesto que yo no puedo, el taxista se va y vuelve con un policía. Los tres discuten en la puerta. En el salón, Karen vacía el bolso y clasifica sus pertenencias, robadas por las tiendas: un par de calcetines blancos, tres plumas, algunos libros de encuadernación barata, muy usados, entre ellos una edición de *La Peste,* en francés; cinco encendedores —quería venderme uno a mí—, un estuche marroquí para gafas donde lleva las agujas y jeringas y una caja de cartón verde llena de cápsulas vacías de methedrina. El policía se asoma con gesto áspero y trata de interesarme en el problema del taxista. En este momento Héctor le proporciona las señas de su madre; en otra ocasión me había dicho que quedó destrozado al enterarse de que su madre sabía que él era un toxicómano.

Héctor se sienta en el sofá y pide patéticamente un pinchazo, frotándose la frente y arrastrando los pies por el suelo. Karen revisa los frascos vacíos, conservados en previsión de tales situaciones, y busca algunas gotas de la droga. Pero su técnica es singularmente autofrustrante: coge los pequeños tubos de cristal boca abajo y empuja la aguja hasta el final, precisamente hasta el lugar donde forzosamente sería imposible encontrar líquido alguno. De hecho, no actúa partiendo del estado de cosas real, sino más bien imitando a una enfermera que extrajera una inyección de un frasco con un tapón de goma. «¡Oh, querido Héctor, eres tan desgraciado! ¡Cómo lo siento por ti!» Encuentra entonces un par de gotas y elegantemente se las inyecta en su propio brazo. Después le resulto antipático: «Oh Héctor querido, ¿por qué hemos venido aquí? Este tipo no fuma, no se inyecta, es verdaderamente un despojo humano. Estoy tan deprimida, ¿me entiendes?» Héctor pide un bocadillo, ella se lo come y sigue diciendo: «Me trata como a una prostituta simplemente porque soy una drogada y duermo en cualquier parte. Nunca me humillaron tanto.» Entonces, con una voz mucho más agradable, dice: «¿Puedo tomarme otro bocadillo, por favor?» Héctor sugiere ir andando hasta el West End para conseguir más methedrina por medio de las recetas que acaban de conseguir. Después pueden vender parte de la droga y coger un taxi para el regreso. «Oh cariño—contesta Karen—, sabes que me gustaría ayudarte, lo sabes, pero es imposible. Soy incapaz de caminar durante todo ese trayecto.» Héctor sugiere la posibilidad de irse él solo y volver luego por ella. Karen me dirige una mirada perversa por encima de su bocadillo: «De ninguna forma me quedaré sola con eso.» Héctor, completamente derrotado, comienza a desinfectarse una llaga que tiene en el brazo, frotándose con whisky y agua. Como está claro que la situación puede prolongarse toda la noche, rompo la hucha de los niños y consigo suficiente dinero para pagarles el billete del autobús.

Actitudes sociales hacia las drogas

Es fácil tomar al pie de la letra las declaraciones de los toxicómanos y exagerar grandemente la esclavitud y la inmundicia en que viven. Es éste un error que sirve a los fines inconscientes, tanto del usuario como de la sociedad.

Esta imagen agrada al toxicómano porque, en lo esencial, uno de sus propósitos inconscientes al tomar drogas es presentarse en el más lastimoso y desesperanzado de los aspectos. Busca la heroína, o cualquier otra droga, para verse irremisiblemente esclavizado y descargarse así de la responsabilidad de su propia condición. Su familia comparte el mismo punto de vista. «Era un buen chico, pero se enganchó», pueden decir, jurando venganza contra el inductor que lo corrompió (porque esta figura es otra de las necesidades en esta mitología). También la sociedad prefiere pensar en la toxicomanía en términos de esclavitud y de inductores, porque esta versión de la historia nos exime de culpa a todos los demás y suprime la obligación de intentar seriamente la rehabilitación del toxicómano. La idea de una inevitable progresión desde las anfetaminas a la *cannabis* y de ésta a los opiáceos, por más que haya sido desacreditada por la Policía y el Ministerio del Interior en Inglaterra y por las autoridades americanas, es otro de los mecanismos de defensa de la opinión pública, que difumina tanto la responsabilidad que nadie tiene que asumirla. Este tipo de ideas se han expresado reiterada y enérgicamente en los periódicos, y, como periodista, estoy convencido de que reflejan los sentimientos de una buena parte de los lectores.

El *Times,* por ejemplo, dice:

Inductores que conducen a un lento suicidio

... sin embargo, persiste una progresión que va desde las anfetaminas a la heroína y a la cocaína, que se ve favorecida por las sutiles manipulaciones de los inductores... «Había tomado muchos estimulantes. No eran ya suficientes y me ofrecieron gratuitamente una inyección. La usé y me encontré enganchado. El sentimiento de elevación y el extrañamiento de un mundo con el cual no quería enfrentarme llegaron a ser para mí lo más importante. El tipo que me dio la inyección imponía precios cada vez más altos. Pagué hasta 15 libras por toma. Me registré con un médico y mi apetito de drogas aumentó. Habría hecho cualquier cosa, habría cometido cualquier crimen para conseguir estupefacientes.»

Recordaba la desconfianza que sentía por todo y por todos, el horror de la sangre manando de una vena pinchada que manchaba la pared de un cuarto de baño, el miedo a envenenarse por usar una aguja sucia [6].

Sospecho que al periodista del *Times* le contaron un cuento chino, como a muchos otros que han indagado sobre el tema. Con quince libras se compran siete gramos, y es poco probable que una persona pueda formarse un hábito de tales proporciones sin registrarse previamente con un médico. Por otra parte, el precio de las dosis reseñado en el artículo implicaría un gasto de unas cinco mil libras al año, lo que sólo estaría al alcance de los hombres más afortunados en el campo de los negocios y el crimen y, ciertamente, fuera de las posibilidades de un pobre toxicómano.

El artículo continúa diciendo que «los casos son numerosos e inevitablemente trágicos, pues terminan en el suicidio o en la completa ruina física». Quizá esto suceda porque los casos no trágicos carecen de interés y porque la vida del toxicómano es como un tamiz: aquellos que prueban una vez la heroína y la abandonan o se separan de ella, a los pocos meses desaparecen de escena. Carecen de motivos para hacerse publicidad. Los que se adaptan a la droga procuran pasar desapercibidos, y sólo queda un residuo muy visible de personalidades espectacularmente inadecuadas. Más adelante, el artículo describe un «grupo patético de gente quebrantada» que a medianoche se acercan a la farmacia para conseguir drogas. Incluso esta imagen está llena de prejuicios, porque el toxicómano normal que no ha cometido excesos con su receta no tiene necesidad de conseguir la dosis del día siguiente a las doce y un minuto de la madrugada. Está durmiendo en la cama; sólo están en la calle los pocos previsores.

El tema de la drogas y de sus horrores reaparece periódicamente, servido en forma sensacionalista por diarios como *News of the World* y *The People,* y hasta por el mismo *Times,* como acabamos de ver. Del mismo modo se inventan nuevas historias sobre las drogas, como lo demuestran titulares de este estilo: «La juventud compra drogas sexuales para divertirse» [7], «¿Prefieren los jóvenes las drogas al sexo?», «La rebelión de los adolescentes» [8], «Jóvenes desnudas en busca de drogas» [9], donde se enlaza claramente el uso de las drogas con intereses, como el sexo, mucho más básicos y generales.

Los reportajes llenos de fantasías que señalan los males de las drogas de la manera más enérgica están justificados, según la opinión popular, porque se supone que disuaden a los lectores de experiencias semejantes. Pero es probable que estas descripciones actúen en sentido inverso, esto es, como fuerza de atracción para aquellas personas que están desequilibradas e inclinadas a la dependencia de las drogas. Además, con esto a la gente se le hace más difícil el trato racional con el toxicómano más adaptado, que está preparado para trabajar y desempeñar un papel social más normal. También esta actitud tiende a confundir la distinción entre drogas que poseen un potencial social diferente. Los intereses de todos estarían mejor servidos con una actitud más sobria y racional. La presentación que el toxicómano hace de sí mismo como un infernal número circense es una parte de su enfermedad; deberíamos tener esto bien en cuenta, en lugar de colaborar con él en ese juego.

5. Somníferos

Es un hecho curioso que cuanto más frecuente resulta un problema médico, menos sabemos de él y menos esfuerzo hacemos por llegar a entenderlo. La ignorancia acerca del catarro es un ejemplo claro y frecuentemente acusamos a los médicos de no preocuparse por su curación; a un nivel más importante, el esfuerzo y dinero dedicados al problema—triste, pero estadísticamente insignificante—de la talidomida contrasta de manera alarmante con los mínimos fondos asignados a la investigación de la esquizofrenia, enfermedad que afecta al uno por ciento de la población. Lo mismo ocurre con los barbitúricos, que son las drogas productoras de toxicomanía más comunes y las que cuentan con mayor número de usuarios. En muchos sentidos son más perniciosas que la heroína, y, sin embargo, existen poquísimas publicaciones sobre el particular y es todavía menor el esfuerzo encaminado a su investigación; también el interés del público sobre el tema es muy reducido. Un oficial de policía de Scotland Yard, por ejemplo, directamente responsable del control de drogas en el área metropolitana, me dijo que los barbitúricos no creaban hábito en ningún sentido y que no presentaban el menor problema. El Ministerio del Interior pensó poner estas sustancias bajo el control de la Drugs Act de 1964, cuando el proyecto estaba todavía en estudio, «pero se decidió no proceder contra ellos en vista de que faltaban datos policíacos o de otra índole acerca de daños sociales ocasionados por el mal empleo de los mismos» [1].

Estas drogas plantean una situación social que es la contrapartida de aquella que rodea el uso de las otras drogas ilícitas. El abuso, la toxicomanía y el suicidio producidos por los barbitúricos se consideran acontecimientos normales de la vida doméstica; la sociedad tolera los daños producidos por ellos con una extraordinaria complacencia.

Estos daños y riesgos no son nada nuevo *. Un tal doctor Willcox, en 1913, señaló los peligros del Veronal, que por entonces sólo tenía diez años de uso clínico. Observaciones ocasionales del mismo tipo prosiguieron hasta la década de 1950, momento en que la literatura médica despertó lentamente ante la amenaza que los barbitúricos suponían. Un editorial en el *Lancet* aseguraba que «el apogeo de su popularidad se está desvaneciendo» y que los barbitúricos eran «verdaderas drogas productoras de toxicomanía», provocadoras del peligro «menos advertido y más siniestro» [2]. El *British Medical Journal* publicó por estas mismas fechas un editorial advirtiendo que «excepto la tendencia relativamente débil a incrementar la dosis en comparación con la conducta de los morfinómanos, los barbitúricos cumplen todas las demás características de las drogas toxicómanas» [3]. Y aún esta salvedad puede ser discutida basándonos en pacientes observados en Lexington, que habían aumentado su dosis hasta dos gramos en veinticuatro horas [4], hecho notable si se tiene en cuenta que, para establecer la toxicomanía, basta con un mínimo diario de 0,4 gramos [5].

* Los materiales de este párrafo, y de gran parte del capítulo, han sido tomados del definitivo artículo del doctor M. M. Glatt acerca de los barbitúricos, publicado en el *Boletín de las Naciones Unidas sobre narcóticos*, de abril-junio de 1962.

El ácido barbitúrico y sus homólogos, los hipnóticos, de los cuales existen unos cuarenta y dos preparados diferentes en uso general [6], tienen efectos similares al alcohol y normalmente opuestos a los estimulantes del tipo de la cafeína, las anfetaminas y la cocaína. En términos del continuo de personalidad establecido por Eysenck desde la introversión hasta la extraversión, una dosis de hipnóticos impulsa a una personalidad determinada hacia la extraversión, y un estimulante hacia la introversión. Esto puede parecer extraño partiendo de nuestras ideas habituales sobre los efectos de la droga; un joven desvelado, locuaz y frenético a causa de las anfetaminas puede parecer más extravertido que introvertido, pero, en realidad, los estimulantes dirigen la atención hacia dentro, hacia los pensamientos y sentimientos del individuo, mientras que los barbitúricos la dirigen hacia fuera, hacia el medio ambiente. Este libro que están leyendo, por ejemplo, está escrito con ayuda de dieciséis litros de café negro, aproximadamente. Pero quizá más importante que el movimiento sobre la escala de introversión-extraversión sea el efecto de los barbitúricos sobre la idea fundamental de Eysenck: la distinción entre el introvertido y el extravertido radica en el grado de «inhibición» que genera su sistema nervioso. La inhibición es la cortina que protege al yo del mundo; cualquier estímulo, cualquier actividad, genera inhibición, que comienza así automáticamente a cerrar el paso al estímulo. Freud observó que la protección frente al estímulo era casi más importante que su recepción [7], y Aldous Huxley, en su libro *Las puertas de la percepción,* describe la mente como una enorme válvula destinada a interceptar la experiencia. En este sentido, el extravertido genera una gran cantidad de inhibición; se aburre fácilmente y necesita nuevos estímulos, pareciendo, por tanto, más abierto que el introvertido, el cual posee un bajo nivel de inhibición y resulta más tiempo satisfecho con el mismo estímulo [8]. En estos términos, la utilización de los barbitúricos concuerda bien con la sospecha de que su abuso corresponde en gran medida a problemas de la edad madura y, concretamente a personas extraordinariamente excitadas que necesitan *incrementar* sus inhibiciones para liberarse del mundo, personas que se consideran incapaces de vivir la vida tal y como se da. Esto parece confirmado por la popularidad que los barbitúricos poseen para el suicidio.

Aunque es igualmente grave, la toxicomanía de barbitúricos se distingue de la toxicomanía de opiáceos en unos cuantos aspectos importantes. Los barbitúricos parecen bastante más destructivos para la personalidad, pues el toxicómano tiende en este caso a drogarse hasta quedar completamente intoxicado; su objeto es conseguir el olvido. Pacientes que han sido observados en Lexington bajo la influencia de los opiáceos e hipnóticos, y que, sometidos a dosis de heroína y morfina, eran sensatos, prudentes, hábiles en sus trabajos y escasamente sexuados, bajo la influencia de barbitúricos se convertían en obstinados y agresivos, eran capaces de masturbarse en público y abrumaban con sus hipócritas disculpas acerca de sus tambaleos y de su hablar desordenado.

Otro investigador describe a este tipo de toxicómano en los siguientes términos:

> La intoxicación crónica de barbitúricos provoca siempre notables deterioros sociales y emocionales. Estos toxicómanos descuidan su apariencia personal y son incapaces de trabajar o de cuidar de sí mismos adecuadamente. Son rechazados por sus familiares, pierden su trabajo y sus amigos... Pueden cometer delitos y no recordarlo. La conducta de los individuos crónicamente intoxicados con barbitúricos se asemeja a la de los alcohólicos crónicos y parece estar en alguna manera influida por la estructura de su personalidad y por el talante concreto que predomina cada día. El toxicómano de barbitúricos puede estar alegre y divertido un día y deprimido y lloroso al siguiente. Como pierden el control emocional con frecuencia, suelen discutir violentamente a propósito de cosas nimias. Algunos sujetos se vuelven infantiles, lloran con facilidad y se las ingenian para que otras personas los atiendan en sus necesidades físicas. Otros pueden desarrollar ideas paranoicas, y en este estado son bastante peligrosos. La intoxicación crónica de barbitúricos acentúa la tendencia a la depresión [9].

La diferencia entre este cuadro y el quietismo del heroinómano resulta llamativa.

El síndrome de abstinencia de estas drogas es todavía

más catastrófico que en los opiáceos. Puede ser provocado con una reducción repentina de la dosis hasta el cincuenta por ciento. Durante las primeras dieciséis horas el paciente parece mejorado, es más coherente y se comporta mejor. Después se vuelve aprensivo y se va debilitando progresivamente hasta que apenas puede tenerse en pie; las manos y la cara comienzan a temblarle, y si se le golpea en el entrecejo levemente los párpados se abren y se cierran sin control. Cualquier estímulo reflejo despierta una reacción muscular desproporcionada. La fiebre puede alcanzar los cuarenta grados, mientras el pulso aumenta a razón de diez o veinte latidos por minuto. Si se pone en pie, el corazón es incapaz de adaptarse y el pulso aumenta nuevamente hasta ochenta latidos por minuto; la presión sanguínea desciende y estos efectos se van haciendo más pronunciados mientras sigue de pie, hasta que se encuentra a punto de desmayarse. Después de esta fase pueden comenzar las convulsiones de *gran mal;* en los peores casos emite los penosos ronquidos y gritos de algunos epilépticos, cae rígido como una tabla al suelo y se debate allí, echando espuma por la boca, perdido todo control del esfínter. Algunos mueren al llegar a este punto, pero, aproximadamente, al tercer día —después de haber perdido a veces hasta seis kilos de peso— las convulsiones, tanto las mayores como las menores, suelen haber terminado. Comienza ahora la psicosis:

> Los pacientes pueden ver enanos, gigantes, parientes desaparecidos, animales, insectos, pájaros, serpientes, peces, etc., y pueden creer que estos seres imaginarios tratan de hacerles daño. Pueden afirmar que han explotado, que les han troceado con cuchillos o que se les ha obligado a beber veneno. La psicosis puede semejarse también a la esquizofrenia... con mutismos, estados de ánimo extraños caracterizados por ideas de control e influencia, construyendo un sistema de delirios paranoicos y alucinaciones sexuales [9].

Con frecuencia, los síntomas manifiestos suelen terminar antes de que transcurran quince días, aunque algunos pacientes han muerto por agotamiento en la fase psicótica. Las personas de buena constitución pueden recuperar la normalidad al cabo de dos meses. Como con los opiáceos, los primeros estados de la crisis de abstinencia pueden evitarse restableciendo la dosis.

El peligro farmacológico que implica la toxicomanía de barbitúricos se ve incrementado por la personalidad de aquellos que los usan. A diferencia de la heroína, no hay ningún *status* ligado al uso de estas drogas, ni tampoco una sociedad o subcultura de toxicómanos de este género. Nadie en Inglaterra puede usar opiáceos sin conocer sus características y sin considerarse a sí mismo como toxicómano; pero los barbitúricos son recetados al por mayor por casi todos los médicos. El primer informe del Comité Interministerial calculaba que la cantidad de barbitúricos distribuidos al año era suficiente para proporcionar veinte tabletas por cabeza a toda la población. Tan trivialmente son considerados los barbitúricos que el diez por ciento de la producción total, que es enorme, descansa probablemente sin ser usada en los cajones de las mesillas de noche. En el Centro de Venenos del Hospital Guy tenían hace poco un tarro de cuatro litros lleno de píldoras—la mayoría de ellas eran hipnóticos—que habían sido recogidas en casas particulares en diez días a causa de una investigación sobre muertes repentinas acaecidas en el norte de Inglaterra. De este modo, el toxicómano de barbitúricos es capaz de ocultar su condición a la familia, a los amigos e incluso a sí mismo. Se diferencia profundamente del heroinómano porque éste hace de su toxicomanía un símbolo que define su posición en la sociedad. Por tanto, no es infrecuente que en los hospitales ingresen individuos más bien dementes que no han descubierto que su enfermedad se debe a dosis masivas de barbitúricos. Glatt describe a un hombre de mediana edad, ingresado en un estado colérico y violento, que sufrió tres ataques del *gran mal* en rápida sucesión tres días después; resultó que había estado tomando amytal sódico seis meses para «calmar los nervios» [15].

Es bastante frecuente que los heroinómanos usen crónicamente barbitúricos. Cerca de una tercera parte de los toxicómanos admitidos en Lexington, habituados en su mayor parte a la heroína, usaban también barbitúricos. Algunos prueban todas las drogas, porque están tan insatisfechos con su estado mental que constantemente quieren alterarlo en cualquier dirección; otros han llegado a tomar barbitúricos a causa del control que la policía ejerce sobre la heroína. En tiempos de escasez, el aturdimiento siempre es mejor que la abstinencia; por otra parte, en el proceso de adulteración de la heroína en el mercado negro se utilizan abundantes cantidades de barbitúricos:

El caballo (la heroína) se mezcla con toda clase de polvos adulterados hasta que al llegar a manos del usuario sólo queda el tres por ciento de heroína. Por lo general, se puede contar con ese tres por ciento. Pero hay veces que la codeína, o incluso un barbitúrico, sustituyen a la verdadera sustancia... Mientras te aturdan, valen [10].

De vez en cuando pasan por Lexington pacientes confundidos que descubren que no están realmente intoxicados por la heroína y que sus proveedores les mantenían engañados y atrapados con otra droga de bajo *status*.

El toxicómano de barbitúricos inglés es por ahora un rompecabezas sin dibujo. Prueba de lo frecuente de esta condición es el hecho de que la organización Narcotics Anonymous de Wimbledon, recientemente fundada, considera esta cuestión como el problema más serio con el que se enfrenta. Pasé una tarde con John McNicol, uno de los fundadores, y esta entrevista me permitió observar un caso típico.

Estábamos sentados en su pequeño cuarto de estar con dos jóvenes voluntarios que ayudaban, prestándole apoyo moral, a un joven toxicómano que acababa de abandonar su hábito. Alrededor de las diez y media sonó el teléfono y McNicol se pasó un cuarto de hora en el hall hablando con un tono suave y cariñoso. Fuimos a encontrarnos con el cliente en la puerta de una comisaría de barrio. Puesto que llegamos con quince minutos de retraso, aparcamos en los alrededores y John—un hombre pequeño y enérgico tocado con un gorro ruso de piel—dio una vuelta por la plaza. Volvió al coche para calentarse y entonces vimos a un hombre flaco que caminaba hacia nosotros, atravesando por mitad de un cruce de cuatro calles. Entró en el coche sin decir una palabra. El interior del automóvil estaba iluminado por la pálida luz amarilla de las lámparas de sodio. El hombre tenía un aspecto espantoso. La gente siempre adopta un color malva bajo esa luz, pero él estaba más malva que nadie. Sus ojos se hundían en el fondo de unos agujeros huesudos. Tenía una frente muy lisa y redonda, con una inquietante abolladura en la sien derecha. Sus manos se movían incansablemente por su regazo, pero el cuerpo permanecía quieto. Nos miró en silencio, luego dijo: «Díganme cómo puedo escapar de esta droga terrible.» Era fácil hacerle preguntas sobre su toxicomanía y sobre el efecto que produjo en su familia, pero era menos fácil conseguir respuestas razonables. Pasados unos minutos repitió: «Díganme cómo puedo escapar de esta droga terrible.»

Tuvimos que hacer un gran número de preguntas para descubrir que llevaba cuatro años tomando barbitúricos ilegalmente. Su cuñado, un epiléptico, le inició con una dosis de amytal sódico. Desde entonces había estado acudiendo a una anciana doctora para conseguir seconal. «Es una vergüenza aprovecharse de su situación—decía—. Tiene ochenta años y no debía seguir ejerciendo la Medicina, porque no puede ya ni siquiera escribir las fechas correctamente en sus recetas. Puedo entrar, conseguir ochenta seconales, darme una vuelta por la sala de espera y conseguir otros ochenta.» Parece orgulloso de su astucia y repite la narración varias veces. Dice que si no continúa tomando barbitúricos se encuentra terriblemente deprimido al despertarse; todo comienza a dar vueltas y es incapaz de levantarse. «No puedo trabajar, no he trabajado desde febrero. Esta droga terrible me convierte en un irresponsable.»

Está casado y tiene dos hijos. Meses antes, un vecino le contó a la policía que falsificaba recetas y le mandaron al hospital para comprobar la denuncia. «No me tuvieron bastante tiempo—dice—y, de todas maneras, podía salir los fines de semana y conseguir más seconal, e incluso introducía las píldoras de contrabando en el hospital los lunes. No nos vigilaban nada bien.» Nos llevó entonces a su casa para que conociéramos a su esposa, una mujer todavía joven, con una enorme melena de pelo rizado y ojos rasgados y cansinos. Por el momento estaba tranquila y en una actitud razonable; la habitación estaba limpia, un niño gordo trepaba alegremente por los muebles. La esposa nos dijo: «La policía registró el lugar cuando lo arrestaron la última vez. No encontraron ninguna droga, pero en el dormitorio el sargento cogió un pequeño bote de píldoras amarillas. '¿Qué es esto?', preguntó, y le contesté: 'Métaselo en el bolsillo. Nunca lo había visto.' Cuando fuimos a la comisaría quisieron que yo hiciera una declaración, y hablé sobre ese asunto. Me dijeron: 'No se preocupe, olvídelo.' Pero no quise. Cuando me dieron la declaración a firmar, nada se decía en ella acerca del frasco con píldoras.»

Luego nos dice que su marido lleva quince días sin tomar la droga; que ha decidido prescindir de ella desde que vino del hospital hace cinco semanas. McNicol se pone de acuerdo con ellos para conseguir una casa más cercana para el otro niño y promete tratar de buscarle al padre un trabajo y un piso en otra parte de Londres donde la policía no le conozca; el sujeto pretende que los agentes de la zona le miran de forma amenazadora. Cuando nos vamos, McNicol y yo pensamos que no es una coincidencia que el hábito de la droga y el primer hijo tengan la misma edad. Cuando decía: «Estas drogas terribles me convierten en un irresponsable», quería probablemente decir: «Tomo estas drogas terribles para hacerme irresponsable.»

En muchos casos como éste los sujetos suplen sus recetas legítimas por medios ilegales. Pero, en realidad, resulta preciso aclarar que gran parte de las toxicomanías de barbitúricos son suscitadas y fomentadas por los doctores que practican la medicina general. Probablemente un tercio de sus pacientes sufren dificultades de tipo psiquiátrico y social que su repertorio usual de remedios no puede curar; simplemente, para detener los lamentos y despachar rápidamente a los enfermos, recetan barbitúricos. Hace casi diez años, un artículo aparecido en el *British Journal of Addiction* comentaba que sin duda «se hace un mal uso de los barbitúricos a amplia escala» [11]; y otro artículo señalaba que eran utilizados «casi como una panacea, a menudo para apaciguar las propias ansiedades del médico» [12]. Sin embargo, esta administración no es tan irresponsable como puede parecer; a muchos médicos de viejo estilo se les enseñó a mirar los barbitúricos con complacencia, y a falta de un remedio seguro en la farmacopea, recetan algo que tenga algún efecto psíquico y que haga menos daño que otras drogas.

Pero esto puede conducir a una situación lamentable.

> Mientras el toxicómano pueda satisfacer su necesidad de droga, se puede sentir medianamente bien a pesar de sus síntomas, aunque «los síntomas persistentes, en particular los que van acompañados por una demanda de drogas» [13], pueden despertar sospechas. Si esta demanda no queda satisfecha, el toxicómano puede padecer otros síntomas, tales como ansiedad, depresión e insomnio; estos síntomas pasajeros de la abstinencia pueden ser confundidos con un incremento de los síntomas originales, con la consecuencia de que se recetan nuevos barbitúricos al enfermo, con más frecuencia y en dosis cada vez mayores. De este modo comienza un círculo vicioso, y lo que era originalmente una «leve confusión psíquica, se convierte en un estado grave» [13], que a veces lleva incluso a una leucotomía o a varias operaciones. «Los pacientes con estados crónicos de tensión», dice Sargant [14], «pueden continuar tensos y angustiados durante años, porque están padeciendo más a causa de tal estado de tensión crónica barbitúrica, inducida por ellos mismos o por el médico, que sufrirán a causa de una persistente neurosis de ansiedad *per se.* Veo ahora a pacientes que han sufrido hasta tres leucotomías a cuenta de una persistente tensión crónica y que resultaron luego ser casos de toxicomanía crónica producida por barbitúricos» [15].

Estas citas se han tomado de artículos publicados hace casi diez años. Al estar menos de moda las leucotomías es menos probable que se sigan llevando a cabo en la actualidad; pero este desgraciado destino ha alcanzado en ocasiones incluso a los alcohólicos crónicos, que manifiestan en términos generales la misma constelación de síntomas [16].

El médico joven es, normalmente, más consciente de los peligros de la toxicomanía de barbitúricos y suele tener mejores servicios psiquiátricos a los que enviar a sus pacientes. Pero aun así no hay pruebas de que el «cénit» de la popularidad de los barbitúricos haya pasado. En 1964 (el último año del que había cifras disponibles cuando este libro fue escrito) los barbitúricos eran casi la medicina más frecuentemente recetada, hasta el punto de que las recetas de estas sustancias alcanzaban la cifra de dieciséis millones cien mil; sólo eran más populares las medicinas para la tos y el catarro, cuyo número de recetas era de dieciséis millones doscientas mil, es decir, el siete y medio por ciento del total. Pero esto significa un aumento del quince por ciento en la proporción de recetas destinadas a barbitúricos con respecto a 1960 [17].

Es curioso el lugar que estas drogas ocupan en la opinión pública. Aunque se producen ocho mil casos de envenenamiento por barbitúricos al año; aunque los barbitúricos son la segunda forma predilecta de suicidio después del gas, con un diez por ciento de las muertes, y desde luego la forma más corriente de suicidio frustrado —cerca de la mitad de todos los casos—; aunque también se conocen los riesgos de beber alcohol habiendo ingerido «pastillas para dormir», y aunque los médicos son conscientes de los peligros de esta forma de toxicomanía, los barbitúricos siguen siendo considerados como un rasgo normal y amistoso de la vida. No hay hogar donde no los haya, y el hombre que se estrella en coche por haberlos ingerido o la mujer que se quita la vida tomándolos a puñados, aparecen en los periódicos como «el resultado de una dosis excesiva». No es necesario decir más; todos sabemos de qué.

6. Estimulantes

«¿Anfetaminas? Desearía, señor Er, que no me confundiera usted constantemente con esos nuevos términos técnicos. ¿Se trata de lo que solíamos llamar 'píldoras' en conexión con los delincuentes juveniles?»

De un magistrado. Febrero 1966

La acción farmacológica de este tipo de sustancias es relativamente simple. Mediante una estimulación del sistema nervioso central provocan euforia, energía, viveza, resistencia y confianza en sí mismo. Hay en Inglaterra unas quince marcas de anfetaminas que se pueden obtener legalmente; de ellas, las usadas ilícitamente con mayor frecuencia son la bencedrina, la dexedrina, la methedrina, el durophet y el steladex (conocidas las cuatro primeras en la jerga de los habituados británicos con los nombres, respectivamente, de *bennies, dexy, meths* y *black bombers*). Otro grupo de fármacos combina la anfetamina con barbitúricos, reuniendo los inconvenientes de ambas drogas; de entre ellos el más conocido es el drinamyl (en argot, *purple hearts,* es decir, «corazones morados», o bien en su nueva forma, que ya no es la de un corazón, *French blue,* es decir, «azul francés»). Todas estas sustancias, excepto el durophet, son fabricadas por una sola casa de productos farmacéuticos, que proporciona la mayor parte de los suministros de anfetaminas del Servicio Nacional de la Salud.

Las anfetaminas fueron descubiertas en 1887, y se usaron por vez primera médicamente en 1935, en forma de bencedrina, para el tratamiento de la narcolepsia. La primera aplicación no médica de estas drogas se produjo en los barcos de avituallamiento durante la guerra civil española; más o menos por las mismas fechas se suministró anfetaminas a las tropas paracaidistas alemanas para ejercicios operativos rutinarios. Ambos bandos dispusieron de ellas durante la segunda guerra mundial. Setenta y dos millones de tabletas fueron suministradas a las tropas británicas, a fin de conseguir que siguieran luchando cuando tanto ellas como sus adversarios estaban demasiado agotados para pelear. Las anfetaminas debían «reservarse hasta que los hombres estuviesen notablemente fatigados, física o mentalmente, en circunstancias que exigieran un esfuerzo especial». La dosis militar máxima era de 10 mg. en doce horas o de 30 mg. en una semana; lo que viene a ser, aproximadamente, la cantidad que un jovencito toma durante los fines de semana, así como la cuarta parte de la dosis máxima recomendada clínicamente para la bencedrina, por ejemplo [1].

En cierto modo, las anfetaminas son drogas de «superhombres». Aunque el único indicio clínico de haberlas tomado es su presencia en la orina, objetivamente incrementan la capacidad para cualquier tarea física o mental y aumentan el coeficiente de inteligencia en una proporción de ocho puntos según las pruebas psicométricas simples [2]. Sin embargo, las tareas que exigen un alto grado de coordinación, como jugar al golf o pilotar un aeroplano, no se ven afectadas en lo referente a calidad, aunque pueden prolongarse más allá de la resistencia normal [3].

Como se vio en el capítulo anterior, Eysenck descubrió que la anfetamina impulsa al individuo a la introversión y disminuye la inhibición nerviosa [4]. Igual que en el caso de los barbitúricos, este descubrimiento concuerda bien con el carácter de los individuos que toman estas drogas: las amas de casa fatigadas y los adolescentes. Ambos grupos, que necesitan bastante energía para realizar sus diversas ocupaciones, se encuentran también tristemente aburridos y faltos de estímulos para actuar; quizá tomen las drogas a fin de aumentar al máximo los estímulos que tienen a su alcance. Otro efecto curioso, ligado quizá psicológicamente a la reducción de las inhibiciones, consiste en que los usuarios de estas drogas se hacen más dóciles respecto a las normas y conducta de quienes les rodean; este efecto, de las anfetaminas, se ha utilizado para el tratamiento de jóvenes perturbados y delincuentes. Eysenck cita un par de experimentos realizados en América del Norte, en uno de los cuales se trató con afetaminas a un grupo de niños perturbados recluidos en una institución:

> Durante los preparativos preliminares hubo una oportunidad única para observar a cada sujeto bajo condiciones que requerían cooperación. Durante el período de medicación con bencedrina, la sociabilidad, la cooperación, la atención y la actividad parecieron incrementarse [5].

El punto decisivo consistía en la necesidad de cooperación por parte de los sujetos. Este trabajo ha sido criticado partiendo del razonamiento ingenuo de que la anfetamina no puede ser una droga «socializante», puesto que los delincuentes la toman sin manifestar por ello signo alguno de abandonar sus actitudes antisociales. Pero la combinación efectiva consiste en el uso de la droga para finalidades curativas. Esta práctica parece proseguir en los Estados Unidos, aunque en Inglaterra se ha suspendido, quizá a causa de la alarma producida por los *purple hearts* (drinamyl). De no haber sido así, se plantearía la divertida situación de adolescentes que entran en los reformatorios llenos de anfetaminas y a los cuales se distribuyen nuevas píldoras de la droga con fines terapéuticos. Es posible que la conducta gregaria observable en los dos grandes grupos de adolescentes ingleses—los *Mods* y los *Rockers*—se deba a los efectos de las anfetaminas, pero no hay pruebas sobre el particular.

Generalmente, las anfetaminas no son consideradas como productoras de toxicomanía, esto es, como creadoras de habituación somática, aunque después de un período de uso intenso, y durante seis semanas, se manifiestan algunas perturbaciones en la actividad eléctrica del cerebro[6]. Sin embargo, esto no parece corresponder a ninguna alteración visible de la personalidad o del estado de ánimo, aunque los autores del trabajo al que acabamos de hacer referencia señalan que la presencia de síntomas de privación susceptibles de medida implica una genuina toxicomanía. Con todo, el problema es más bien académico. Los efectos desagradables que suelen producir las anfetaminas se deben simplemente a la forma en que incrementan la energía. Tal energía es como un préstamo forzado a cargo de reservas corporales; una euforia casi instantánea que dura unas pocas horas y que se ve seguida por la depresión y el cansancio. Si para evitar esta depresión se toma de nuevo la droga, el usuario se encontrará pronto en un estado de quiebra, profundamente agotadas sus reservas físicas. Aunque la literatura acerca de las anfetaminas afirma que el agotamiento y la muerte son consecuencias probables de una dosis excesiva de la droga, los casos de este tipo que se conocen son tan raros que pueden considerarse a todos los efectos como inexistentes, pues parece que la mayoría de jóvenes que toman anfetaminas evitan tal uso excesivo.

Se ha hablado mucho sobre el mal empleo que hacen los jóvenes de las píldoras, pero se sabe muy poco al respecto. Parece que esta costumbre comenzó en el West End de Londres, aproximadamente en 1960, y llegó a ser perceptible en 1963. Desde entonces se ha extendido a los centros y suburbios de la mayoría de las ciudades inglesas y, ayudada por las importaciones del Continente que abastecen el mercado negro, es una parte aparentemente inseparable de la vida de los adolescentes. El motivo concreto para tomar estas drogas es la prolongación e intensificación del fin de semana, breve período de huida de la tediosa escuela o del trabajo embrutecedor. Los muchachos se sientan en los clubs y en los cafés, bailan, charlan y vagan por las calles, que, desde la noche del viernes hasta la del domingo, se convierten en dominio suyo. Es posible que este período intensivo de sociabilidad y exploración de grupo, que en algunos se agudiza por medio de las anfetaminas, dure aproximadamente dos años, desde el fin de la escuela, a los dieciséis años, hasta el comienzo de las relaciones más serias con el otro sexo, a los dieciocho.

La escasez de investigaciones en esta materia se pone de manifiesto por las continuas referencias de las publicaciones científicas a los famosos escritos de Anne Sharpley, publicados en el *Evening Standard* en la primavera de 1964 sobre la costumbre de tomar anfetaminas en el Soho londinense. Aunque estos artículos se recuerdan sobre todo por los tipos exóticos y desesperados que la autora describe, muchas de sus observaciones son sensatas e inteligentes.

> Ellos (los adolescentes) tratan de estimularse, no de intoxicarse. Quieren niveles superiores de conciencia, no escapatorias. La confianza y claridad que las anfetaminas les proporcionan son completamente diferentes de las que obtenían los borrachos pendencieros de las generaciones anteriores [7].
>
> La diferencia más importante entre los *purple hearts* (drinamyl) y el alcohol es que por primera vez un número masivo de gentes están experimentando sensaciones cerebrales y no físicas. El drinamyl, tomado en las dosis en que lo hacen la mayoría de los jóvenes—de media docena a una docena de píldoras * para pasar el fin de semana y ahorrarse el gasto de la habitación de un hotel y la comida—, no resulta especialmente dañino. De hecho tiene un efecto positivo, en cuanto que les da confianza y claridad [8].

La autora debería añadir que las adolescentes permanecen levantadas toda la noche, despiertas y vigilantes a consecuencia de las anfetaminas; con sus impulsos sexuales reducidos, la posibilidad de ser seducidas y em-

* La dosis clínica recomendada por el laboratorio que fabrica el Drinamyl es de tres píldoras al día, debiendo ingerirse la última antes de las cuatro de la tarde. Tomar una docena en tres días equivale, pues, a la dosis clínica; partiendo del hecho de que los adolescentes no quieren dormir, es una dosis que no comporta ningún riesgo de psicosis.

barazadas es menor que si en la misma situación tomaran alcohol. Desde que empezaron a usarse las píldoras ha habido un notable descenso de la embriaguez juvenil, aunque sólo cabe hacer conjeturas acerca de la conexión causal [9].

También podemos comparar las experiencias y diversiones de un fin de semana en el Soho con píldoras—dos días, tres noches—con el núcleo de experiencias de una excursión de cuatro días a las montañas del tipo de las que organizan muchos colegios para ayudar a la correcta formación del carácter. Ambas experiencias exigen mucho de la iniciativa y fuerza vital del individuo; ambas le exponen a riesgos que de otra forma desconocería; ambas prueban y aumentan la seguridad y confianza en uno mismo, y ambas, al superar su resistencia y sus capacidades normales, aumentan su autoconocimiento y el conocimiento del mundo circundante. En ambas situaciones ocurren accidentes, pero en la gran mayoría de los casos no resultan de ellos daños duraderos; los fines de semana con píldoras tienen la ventaja de que son escogidos voluntariamente y de que están en conexión con la vida urbana.

(El paralelismo es todavía más estrecho. La maleabilidad psíquica producida por las anfetaminas es suscitada, en el caso de los excursionistas, por el agotamiento, el miedo y el aislamiento, así como por sentimientos de culpa debidos a ineludibles infracciones del reglamento de la excursión. La plasticidad resultante se ve influida por una fuerte presión de tipo motivacional procedente de los instructores y guías de la excursión; en efecto, el sistema de excursiones organizadas es una forma de lavado de cerebro, proyectada, consciente o inconscientemente, para educar a los jóvenes dentro de la línea de los valores establecidos. Los métodos adoptados concuerdan muy bien con la descripción del doctor W. Sargant acerca de los procedimientos de lavado de cerebro usados en Rusia y China, métodos que Sargant considera superiores a las drogas) [10].

La conexión entre las anfetaminas y la delincuencia

juvenil también se ha exagerado un poco. Una investigación, frecuentemente citada, acerca de adolescentes ingresados en un reformatorio, demostró que el dieciocho por ciento de ellos tenían droga en la orina, pero demostró también que nada había en ellos que los distinguiera del ochenta y dos por ciento restante, que no presentaba indicios de anfetaminas [11]. Un detective, al hablar en un simposium sobre drogas y delincuencia en 1965, dijo: «Me parece muy discutible la afirmación de que alguien pueda cometer un hurto sólo porque haya tomado píldoras. Es posible que de todas maneras hubiera cometido el hurto, y lo más probable es que sin las píldoras hubiera realizado mejor el trabajo y hubiera quizá logrado la impunidad» [12]. Es posible que en algunos individuos la droga libere impulsos antisociales latentes; pero a otros tantos, normalmente reprimidos y frustrados, les capacita para una mejor adaptación y para una conducta social más aceptable. Howard, en un artículo en el que mantiene que hay más jóvenes que se jactan de haber tomado píldoras de los que realmente se han atrevido a hacerlo, alude a unos pocos casos de desviación sexual reprimida que se hizo patente bajo el estímulo de las anfetaminas y, particularmente con la methedrina, que es una droga de acción rápida [13]. Sin embargo, la verdad es que cualquier forma de actividad social pone al descubierto a algunas personas cuya conducta es inaceptable. La policía se opone a que los jóvenes tomen anfetaminas porque considera que propicia las reyertas, porque ocasiona abolladuras en los coches aparcados cerca de los clubs donde se toman drogas y porque los niños se quedan despiertos toda la noche[14]. Sin embargo, estas cosas pueden ocurrir de todas formas si se permite a los jóvenes pasar la noche fuera de casa, y no hay pruebas de que el incremento de su frecuencia se pueda atribuir exclusivamente al uso de las píldoras. Es muy posible que la campaña contra las anfetaminas, que desembocó en la Drugs Act de 1964, sea un intento de la sociedad adulta por agarrarse a algo concreto en el aparente caos de pautas de conducta cambiantes de los adolescentes actuales.

Un camino más prometedor para la investigación criminal puede ser el fraude que cometen los abastecedores de anfetaminas con los jóvenes. En el floreciente mercado negro, las anfetaminas robadas de las secciones de producción de las firmas que las fabrican o importadas de otros países—probablemente de España—se aderezan con una variedad de sustancias caseras que algunas veces resultan nocivas para el organismo. Este aspecto del comercio de las drogas muestra analogías interesantes con el mercado negro americano de heroína. Howard [13] cuenta que suele suceder que polvos totalmente inocuos se compriman en píldoras y se vendan luego a menudo como si fuesen bencedrina, a dos chelines la tableta; otro truco consiste en teñir las aspirinas con tinta morada—lo que no es fácil, porque la superficie de la píldora se descascarilla—y venderlas después como si fueran un nuevo tipo de drinamyl. Por otra parte, los estimulantes o algún sucedáneo coloreado suelen ser distribuidos en los clubs, salas de baile y cafeterías, ya sea pasados de mano en mano o disueltos en las botellas de zumo de frutas. Tales manipulaciones hacen decrecer aún más las posibilidades del cliente de verificar sus compras. La distribución de las píldoras parece organizada por una red cuidadosamente controlada y por una jerarquía de proveedores que manejan millones de píldoras.

Dejando a un lado el agotamiento y las penalidades legales que acompañan a la posesión y uso de las anfetaminas, el peligro principal de las mismas consiste en la habituación y la psicosis que con frecuencia, aunque no siempre, van unidas. Una dosis bastante grande—cincuenta miligramos, equivalente a diez tabletas de bencedrina—precipitará probablemente una psicosis de una semana de duración de un individuo normal [15]. (Incidentalmente, aclaremos que esto parece invalidar los conocidos alardes de algunos jóvenes que afirman tomar cien píldoras de una vez. Esta exageración está al nivel de las hazañas nocturnas de «docenas de litros» de algunos bebedores habituales.) Otra vez nos tropezamos aquí con la misteriosa conexión entre las drogas y la locura. Se piensa que la anfetamina actúa somáticamente provocando la producción de amino-oxidasa y potenciando así la acción de la adrenalina, sustancia química esencial para el cerebro y muy parecida en estructura a la mescalina. Dada la posible eficacia de la heroína para prevenir la esquizofrenia (ver pág. 170), conviene hacer notar que las anfetaminas y los opiáceos se excluyen mutuamente [3].

Los síntomas de locura inducidos por dosis excesivas de anfetaminas durante cierto tiempo son los síntomas «de una psicosis paranoide, con ideas de autorreferencia, delirios de persecución y alucinaciones visuales y auditivas en una situación de clara conciencia, imposible quizá de distinguir de una esquizofrenia aguda o crónica» [15]. Este estado se trata suprimiendo la droga y suministrando barbitúricos; hay una gran proporción de recaídas, y en la depresión física y mental que persiste después de las grandes dosis, es frecuente el suicidio. Pero parece que tomar dosis tan altas es en sí mismo un indicio de perturbación mental aguda. De cuarenta y seis casos, examinados por Connell, ingresados en los hospitales de Londres con síntomas psicóticos, el sesenta por ciento habían sido tratados antes por enfermedades mentales y el veintiséis por ciento provenían de familias con casos de alcoholismo y trastornos psíquicos; en el grupo de los que habían usado anfetaminas durante algún tiempo, todos habían usado otras drogas o habían tomado alcohol en exceso.

He aquí algunos casos:

Caso 6.º Se sintió deprimido y compró un inhalador que contenía anfetamina, inhalador que utilizó durante seis horas. Al poco tiempo la gente empezó a mirarle de un modo peculiar; comenzó a vagar por las calles y se durmió en el parque. El día siguiente lo pasó buscando oro en el parque; las piedras de allí parecían ser de oro. Aquella tarde oyó que la gente hablaba de él y tuvo la certeza de que le iban a matar; los coches y las personas le seguían y había señales especiales muy numerosas. Finalmente, se subió sobre el tejado de un edificio y empezó a tirar tejas a la pandilla que estaba abajo en la calle.

Caso 23. Se trata de una historia de cinco días pasados por una mujer deambulando en una misión especial para Dios. En parte, esto era una prueba; había en esta experiencia señales especiales numerosas, designios particulares y figuras persecutorias. Llevaba algún tiempo tomando dexedrina para adelgazar y para el cansancio. Por último, fue a casa de unos parientes en un estado asqueroso y defecó en la alfombra.

Caso 29. Este paciente utilizaba habitualmente el contenido de los inhaladores de methedrina para evitar la depresión. Empezó a notar que todo el mundo estaba en contra suya y oyó voces que lo defendían y lo atacaban. Finalmente, comprendió que su esposa era también una enemiga, y cuando fue amenazado por ella con el abandono, solicitó el ingreso en un hospital.

Connell señala que una dosis muy inferior a la necesaria para producir en personas normales estados psicóticos puede aumentar notablemente las alucinaciones de los esquizofrénicos [15]. Parece probable que en algunas personas cuyo quimismo corporal es muy similar al del esquizofrénico (personas que suelen ponerse a sí mismas al descubierto mediante un comportamiento anormal previo), una dosis relativamente pequeña de anfetamina puede provocar temporalmente un estado psicótico que durará hasta que su precario equilibrio químico sea restablecido. La cantidad que podía obtenerse de los inhaladores de anfetamina antes de que estas drogas se incluyeran en la Lista de Venenos de 1955 podía llegar a ser cien veces superior a la dosis clínica máxima. Era lógico que se produjeran resultados dramáticos.

En otro trabajo, Connell describe a nueve adolescentes que habían sido enviados al hospital Maudsley con perturbaciones producidas por las anfetaminas. Todos habían atravesado experiencias paranoicas de breve duración; «todos, sin excepción, tenían problemas de adaptación adolescente y la mayoría había mostrado indicios de conducta difícil antes de tomar las drogas» [16].

De 263 muchachos salidos de correccionales que en 1962 estaban bajo la vigilancia de la Asociación Central de Readaptación (Central After-care Association), un tercio usaba o había usado anfetaminas y una décima parte había cometido «excesos» con ellas. Estos muchachos deben representar una proporción muy pequeña de la población juvenil que se halla en peligro. Es interesante lo que señaló el director de la institución acerca de veinticinco muchachos de los que había sabido recientemente que tomaban las drogas: sólo uno había tenido un hogar normal; siete eran hijos ilegítimos, y en la vida de otros quince existió un intenso rechazo por parte de los padres [17].

Un estudio australiano sobre trece personas dependientes de la droga—que mostraban también una extraordinaria gama de desviaciones sexuales confirma la importancia de una perturbación primaria de la personalidad en el establecimiento de esta condición. Había seis historiales con algún caso familiar de alcoholismo o toxicomanía, y otros siete con enfermedad mental manifiesta en sus familias. De los trece individuos, sólo cuatro carecían de una historia familiar sin precedentes de ese tipo, y todos menos uno habían sufrido un claro rechazo por parte de sus padres, siendo la excepción un huérfano educado en una isla por un padrastro cruel. Sin embargo, quizá como compensación de la naturaleza, una pareja declaraba que podía, usando anfetaminas, prolongar el acto sexual hasta diez horas o más. No obstante, los autores del estudio afirman que, aunque en la mayoría de las personas la droga puede aumentar el deseo sexual si éste ya existía, como regla general disminuye la potencia. Todos estos pacientes declaran que usaban las anfetaminas porque les hacían sentirse poderosos, grandes y «controlados».

La existencia de una marcada regresión y el uso de formas pasivo-receptivas de dominio indican la presencia de considerables deficiencias de la personalidad [18].

Otra serie de catorce sujetos dependientes de las anfetaminas mostraba que once habían usado otras drogas en exceso (morfina, bromuro, barbitúricos, alcohol e incluso cafeína). «... La causa fundamental de la dependencia se encuentra en la personalidad del toxicómano.» [19]

Los relatos publicados sobre la psicosis y la habituación producidas por las anfetaminas sugieren que, sin duda, estos estados son, al igual que la dependencia de todas las otras drogas, en mucha mayor medida síntomas de graves desórdenes de la personalidad que una especie de enfermedad que se «adquiere» por las malas compañías o la falta de un control adecuado sobre las drogas. No se puede decir que Héctor y Karen (ver pág. 64) sean normales; Tony Parker en su libro *Cinco mujeres* (*Five Women*) da una viva imagen de este tipo de personalidad. Carol Dean, conocida en el Soho como Carol la Píldora (porque compraba cualquier cantidad a cualquier hora), había abandonado a su familia, que vivía en un pueblo remoto de Cornualles. Era emocionalmente muy inestable y el único apoyo firme en su vida era su hermana mayor, que había huido a Londres antes que ella. Carol vivía con un amigo, pero sin contacto sexual. He aquí su primera introducción al mundo de las píldoras:

> Estuve toda la noche en el club, tomando estas píldoras cada hora o así, y nunca me había divertido tanto en la vida; me sentía en la cumbre del mundo, como si pudiera bailar, charlar y reír para siempre, oyendo los discos y bebiendo café.
>
> Pero a la mañana siguiente, cuando las píldoras se terminaron y con ellas los efectos, era como si deseara morirme; ya sabes, como si el cuerpo se hubiese quedado vacío, con la boca reseca y la cabeza que te da vueltas a cien por hora, sintiéndote espantosamente mal. No puedo describirlo. Todo lo que quería era irme a la cama y dormir, y dormir, y dormir... Como decía, mientras estás con las píldoras no te importa tu aspecto, o lo que hagas, y hasta puedes ser muy impertinente. Cuando salí de la comisaría me burlaba de la ley y la censuraba porque me habían llevado allí, pero sabía que pronto tendrían algo más serio de qué acusarme [20].

Parece que nos encontramos aquí con una personalidad en extremo insuficiente, frágil e inestable, que rápidamente identificó el uso de las anfetaminas con los placeres de la gran ciudad, el disfrute de la independencia y las nuevas y fáciles relaciones sociales. Naturalmente, esta muchacha llegó a aficionarse a la droga.

El mayor peligro que ofrece el uso de las anfetaminas por los adolescentes es su indiferencia respecto a la dosis. La fe que los jóvenes tienen, al igual que los adultos, en que cualquier producto farmacéutico es seguro y beneficioso resulta conmovedor, pero no es muy aconsejable en estos tiempos de drogas potentes. El usuario habitual de píldoras, o aprende cuál es la dosis de seguridad o se hunde; pero durante ese proceso de aprendizaje puede pelearse con la familia, perder su trabajo o meterse en líos con la Policía.

Más grave aún que el extremismo de los adolescentes es quizá el uso doméstico de las anfetaminas. Las recetas de estas drogas no alcanzan los porcentajes de los barbitúricos, pero, de todas formas, representan—con 3,75 millones de recetas en 1964—el 1,79 por 100 de todas prescripciones médicas [21]. Y esto a pesar de que en los hospitales se observa una decadencia de su uso, y a pesar de que la mayoría de los médicos han dejado de creer en su eficacia. Oswald y Thacore escribían hace tres años: «Los usos terapéuticos de las anfetaminas son hoy en día cada vez más limitados»[6]; para combatir la obesidad es preferible la dieta, son inútiles en las depresiones endógenas y existen mejores productos para la narcolepsia. Sin embargo, y al igual que sucede con los barbitúricos, son utilizadas por los médicos generales y por los departamentos psiquiátricos casi como placebo, simplemente para hacer algo en favor de las indeterminadas miserias que abundan en nuestra sociedad. En Newcastle-on-Tyne, de mayo a noviembre de 1960, se llevó a cabo una investigación sobre recetas de los cuarenta productos que contienen anfetaminas. Se comprobó que cada mes habían sido prescritas alrededor de dosciental mil tabletas por medio de unas cuatro mil recetas; expresados estos datos en relación con todas las recetas despachadas en ese período y en esa zona, alcanzan el 3,4 por 100 del total. Una detallada investigación mostró que las anfetaminas se habían recetado a no más del uno por ciento de los pacientes registrados, lo que implica que unas dos mil seiscientas personas recibieron setenta y siete tabletas al mes cada una. Se calculó que el veinte por ciento de ellas, es decir, quinientas veinte personas, en realidad dependían de estas drogas, las habían usado durante mucho tiempo y se resistían firmemente a abandonarlas [22].

Es interesante intentar calcular, basándonos en la investigación antes citada, cuántos individuos se hallan en estado de dependencia de las anfetaminas en Inglaterra y Gales. Esta estadística tropieza con enormes dificultades y debemos conformarnos con datos aproximativos. La proporción de recetas de anfetaminas es en Newcastle de un 3,4 por 100, lo que implica un índice notablemente más elevado que en el resto del Reino Unido. Pero quizá podemos corregir este dato suponiendo, aunque sea con cierta arbitrariedad, que el mal uso de las anfetaminas es una característica de la vida urbana. Cerca de la mitad de la población de Inglaterra y Gales vive en ciudades de más de cien mil habitantes [23]. En Newcastle se despacharon durante el año un total de dos millones cuatrocientas mil recetas, pudiéndose relacionar esa cifra con quinientas veinte personas dependientes de las anfetaminas. Aplicando esta proporción a las recetas expedidas en todo el Reino Unido durante medio año, las cuales alcanzan la cifra de ciento cuatro millones setecientas mil, obtenemos una cifra de veintitrés mil personas que probablemente dependen de estas drogas. Es una lástima que el drinamyl sea tan popular (le correspondía el cincuenta y tres por ciento de las recetas en Newcastle), porque es una mezcla de anfetamina y barbitúrico; la dependencia psíquica respecto a cualquier droga puede complicarse por la existencia de una verdadera toxicomanía física derivada del componente barbitúrico.

En Newcastle, el ochenta y cinco por ciento de las personas que tomaban la droga regularmente eran mujeres, amas de casa como esta pobre desdichada:

> Empecé a tomar las pastillas hace tres años y medio, cuando noté que no podía hacer el trabajo de la casa después de venir de la fábrica. Al principio tomaba sólo media pastilla al día. Me hacían sentirme mejor y estar mucho más afectuosa con los niños. Pero poco a poco fui necesitando más y más. No podía conseguir suficiente droga de mi médico, de modo que tenía que esperar a que se fuera para visitar a los otros doctores que le reemplazaban. Muchísimas amas de casa toman estas pastillas. Es la única manera de cumplir con las obligaciones, especialmente si es preciso salir a trabajar fuera de casa [24].

Esta mujer tenía veintiocho años y cinco hijos; fue puesta en observación acusada de obtener fraudulentamente recetas de drinamyl y enviada luego durante un año a un hospital para ser «curada». Sus hijos fueron colocados bajo custodia de la autoridad local. Pero ¿quién debería ser condenado? ¿La droga, una personalidad débil o una sociedad donde una madre de cinco niños pequeños se ve obligada a trabajar fuera de casa?

Otra mujer, que vivía con su marido y sus cinco hijos en un piso diminuto, fue acusada de falsificar una receta con la que pretendía conseguir ciento treinta y seis píldoras de drinamyl. Tiene cuarenta y siete años. Explicó:

> Me hacían un bien enorme; sin ellas carecía de energía suficiente para enfrentarme con las cosas. Tengo mucho más trabajo desde que hace seis meses llegó el bebé. Normalmente, necesito tres píldoras al día, y entonces puedo hacer frente a los problemas de la casa mucho mejor [25].

Una reciente investigación, interesante y bien planeada, que se llevó a cabo en Liverpool sobre la dependencia doméstica del drinamyl, descubrió que, aunque el cincuenta y ocho por ciento de un grupo de pacientes a los que se recetaba regularmente estas pastillas dijo que «no podría pasarse sin ellas», más de la mitad, es decir, el treinta por ciento del total se mostraban igualmente satisfechos con falsas pastillas azules en forma de corazón. Del resto de los individuos que habían dicho que *sí* podían pasarse sin el drinamyl, una proporción más pequeña fue engañada por las pastillas falsas. En conjunto, parece que más o menos la mitad de las personas a quienes se recetan estas pastillas se mostrarían igualmente satisfechas con otra cosa. Probablemente el significado que el fármaco tiene para ellas radica en que es un símbolo del interés de la sociedad por el enfermo. Wilson y Beacon concluyen del siguiente modo:

> Si los médicos interinos no pueden obtener una ayuda psiquiátrica adecuada para sus pacientes, la prescripción del drinamyl en condiciones cuidadosamente controladas no debe ser del todo condenada, incluso en los casos en los que llega a producir habi-

tuación. En los pacientes que sólo dependen psicológicamente, es más importante el acto de tomar el medicamento que su acción farmacodinámica, y una prescripción continuada de drinamyl a tales pacientes no puede ser condenada con demasiada severidad [26].

Pero bien sea en la forma de una sustancia legalmente fabricada como el drinamyl o bien en la forma ilegal de los «corazones morados» (*purple hearts*), parece que las anfetaminas se han convertido rápidamente en algo profundamente arraigado en la cultura de masas. Un estudio sobre delincuentes juveniles realizado en un reformatorio descubrió que las madres de las muchachas internadas llevaban píldoras los días de visita para «animar a sus queridas niñas» [11]; los Rolling Stones cantan una canción cuyo título es precisamente «Pequeñas Ayudas de Mamá» (*Mother's Little Helpers*). Público horror por el uso de anfetaminas en los grupos de adolescentes; pública complacencia respecto a su necesidad en miles de hogares: podría decirse que se trata de las dos caras de la misma tableta.

7. La hierba

Denominada *cannabis,* marihuana, hachís, grifa, carga, té, ganga y diez docenas más de nombres (el Cuartel General de Policía de Bramshill tiene una lista de doscientos), la «hierba» es quizá hoy la droga más extensamente usada en el Reino Unido.

La planta de la marihuana pertenece a la familia del cáñamo europeo; tiene el aspecto de una ortiga delgadísima, mide un metro ochenta centímetros y crece en cualquier sitio donde haga color. Aunque se cultiva en invernaderos en varios lugares de Inglaterra, sobre todo en las cercanías de Windsor, los mayores abastecimientos proceden del Oriente Medio, del Norte y Oeste de Africa, de India y de las Antillas. Las hojas secas—té o grifa—se fuman como tabaco (o con tabaco) en cigarrillos o en pipa; con la resina destilada de las flores pegajosas se forman unas tortas, el hachís, que se usa en polvo, mezclado con tabaco, para hacer pitillos.

Sus efectos son bien conocidos. Produce enrojecimiento de los ojos, sequedad de boca y aumento del apetito, mientras el sujeto «rezuma un aroma penetrante a hierba quemada». Los signos físicos son escasos y de poca importancia comparados con los efectos psíquicos:

... *a*) descenso del nivel de atención; *b*) euforia locuaz de duración variable; *c*) generalmente, cierta actividad psico-motora e inestabilidad afectiva modelada por la personalidad subyacente (es probable que las reacciones emocionales se desplacen y se dirijan mal; un ejemplo con otra droga, el alcohol, sería los coqueteos en una fiesta); *d*) quizá alguna distorsión en la percepción y en el sentido del tiempo, dependiendo de la dosis; *e*) quizá alguna lasitud, que culmina en un sueño profundo si la dosis es suficiente [1].

Aunque la *cannabis* está más relacionada con los alucinógenos que con cualquier otra droga, Michaux, después de repetidas experiencias comparativas, afirma: «Comparado con otras drogas alucinógenas, el hachís es débil, de escaso alcance, pero fácil de manejar y cómodo, y puede ser tomado más de una vez sin peligro inmediato» [2]. Théophile Gautier nos ofrece una clásica descripción:

Me pareció que mi cuerpo se disolvía y que me hacía transparente. Dentro de mi pecho notaba el hachís en forma de una esmeralda centelleante con un millón de puntos de fuego. Mis pestañas se alargaron indefinidamente, desplegándose como hilos de oro desde husos de marfil que giraban espontáneamente con deslumbrante rapidez. A mi alrededor fluían torrentes de piedras preciosas de todos los colores, con formas siempre cambiantes, como el movimiento en un kaleidoscopio. Mis amigos me parecían desfigurados, en parte hombres, en parte plantas, con el aire meditabundo de los Ibis. Tenían un aspecto tan extraño que me retorcí de risa en mi rincón; subyugado por lo absurdo del espectáculo, lancé al aire los almohadones, haciendo que se entrelazaran y dieran vueltas con la rapidez de un juglar indio.

Pasó el primer momento y me encontré como siempre, sin ninguno de los síntomas desagradables que siguen a una intoxicación alcohólica. Media hora después, me sentí una vez más bajo el dominio del hachís. Esta vez mis visiones eran más complejas y extraordinarias. En la atmósfera difusamente iluminada pululaban millares de mariposas y sus alas crujían como abanicos. Flores gigantescas con cálices de cristal, hortensias enormes, lilas de oro o plata surgían ante mis ojos y se esparcían a mi alrededor, con un sonido semejante al de los fuegos artificiales. Mi capacidad auditiva se agudizó prodigiosamente. Escuchaba el sonido de los colores. Las ondas sonoras del azul, el verde y el amarillo me llegaban con perfecta claridad. Un vaso invertido, el crujido de un sillón, una palabra pronunciada en voz alta vibraban y retumbaban en mí como el eco de un trueno. Parecía tan alta mi propia voz que no me atrevía a hablar por miedo a que se rompieran las paredes con aquel sonido parecido a la explosión de una bomba. Más de quinientos relojes parecían dar la hora con voces plateadas, metálicas o aflautadas. Cada objeto tocado producía una nota como la de una armónica o la de un arpa eolia. Flotando en un océano sonoro, como islas luminosas, surgían melodías de *Lucía* y *El barbero de Sevilla.* Nunca una belleza tal me ha sumergido en su torrente... [3]

Y así sucesivamente; es una visión del mundo tan fantástica y fascinante que preferimos no seguirla por miedo a pisotear sus flores de plata. Es interesante que Gautier describa la sinestesia—«el sonido de los colores»—, consistente en el cruce de la percepción de un sentido a otro, tan característica del estado inducido por el LSD. Baudelaire, otro miembro del «Club des Haschischiens», que acostumbraba a reunirse en el Hotel Pimodan, en el Barrio Latino de París, a mediados del siglo pasado, subraya que las alucinaciones que produce el hachís, más que crear un mundo irreal interno, transforma el mundo real—como acontece con el LSD—. La alucinación es progresiva, casi voluntaria, y sólo llega a su madurez por medio de la imaginación. Puede parecer que los sonidos dicen cosas extrañas, pero siempre habrá allí primigeniamente un estímulo. Pueden verse formas extrañas; pero antes de hacerse extrañas, las formas eran naturales [4].

Los efectos exóticos y eufóricos de la droga concuerdan perfectamente con la florida vida intelectual parisiense del siglo pasado. Se descubrían entonces las maravillas del Oriente, y los franceses estaban colonizando Africa y asimilando la cultura árabe. El doctor Moreau de Tours trajo de Argelia *dawamesc,* una masa elaborada con las puntas de la planta del cáñamo, azúcar, zumo de naranja, canela (que es en sí misma una droga parecida a la marihuna), clavo, cardamomo, nuez moscada, almizcle, pistachos y piñones; balanceándose sobre estas pequeñas y aromáticas pepitas verdes, el Club realizó viajes extraños. Es probable que la dosis que los miembros del Club tomaban fuera mucho mayor de la que acostumbran a ingerir los fumadores actuales; así Ludlow, un joven americano que publicó en forma anónima el libro *Hasheesh Eater* en 1860, cuenta que tomó veinticinco gramos de una sola vez—dosis que ahora se consideraría de todo punto excesiva—y que los efectos duraron varios días. Un médico que se ofreció como voluntario en un experimento y tomó veinticuatro gramos, reprochó lastimeramente a su superior el haber adquirido recientemente la colegiatura en el Real Colegio de Médicos, y durante un rato sintió que «el tiempo y el espacio se comprimían dentro de un brillante minuto, durante el cual todo era amable charla y yo el despreocupado centro de todo ello». Se le recetaron largactil y dextrosa intravenosa—la picadura de la aguja fue exquisitamente dolorosa—y se recuperó en tres días. Parece que la dosis mortal de hachís es aproximadamente de media libra [5].

Un fumador experimentado que deja de tomar la droga en el momento que ha alcanzado la cumbre de la euforia es poco probable que sienta los efectos de la droga más de ocho o diez horas, difícilmente experimentará las sensaciones que percibían los miembros del Club, y tampoco padecerá resaca. Mientras dura el efecto, las experiencias dependen mucho del estado de ánimo que se tuviera al empezar, porque, como el alcohol, la marihuana intensifica el estado psíquico original de la persona. William Burroughs dice: «La depresión se convierte en desesperación; la ansiedad, en pánico, y una mala situación se convierte en otra peor.» Por tanto, no es correcto afirmar de manera general que la *cannabis* produce o deja de producir actitudes delictivas, sexuales o cualquier otro efecto social específico. Estas formas de conducta derivan, de una forma imprevisible, de los centros de acción de la droga en el cerebro; el carácter, la educación y la situación social se hallan solidariamente comprometidos en la conducta final del consumidor de la droga, tal y como aparece para la sociedad.

En el campo intelectual, la droga incrementa la imaginación, pero disminuye la concentración [6]. Los índices en las pruebas de inteligencia son un poco más bajos o iguales, y si no dispersa su atención, un jugador experto puede muy bien defender su posición en una partida de póker frente a unos buenos contrincantes [7]. Los músicos de jazz pretenden que tocan con más sentimiento si están bajo la influencia de la marihuana; sin embargo, el resultado de los *tests* simples—musicalmente estériles, desde luego—llevados a cabo en un laboratorio con el fin de identificar notas y duración de los compases, ha sido que su rendimiento es peor con la droga [6]. Un grupo de pintores y músicos a quienes se pidió que trazaran un programa de trabajo antes de tomar la droga, y a los que luego se les dio marihuana, dejándolos hacer lo que quisieran, fracasaron en sus propósitos y no hicieron nada. En una importante investigación sobre las cualidades somáticamente habituadoras, toxicómanas, de la *cannabis,* se permitió a un grupo de reclusos americanos que durante un mes tomaran lo que quisieran de una versión sintética de la droga (el compuesto *pyrahexyl*). Al principio se manifestaron los efectos normales, pero al cabo de unos días la euforia dejó paso al cansancio; los sujetos se hicieron perezosos, su ritmo cardiaco y su temperatura decayeron y aumentaron de peso. Tenían dificultades para la comprensión en general, para el pensamiento analítico y para los *tests* de destreza manual; sus inhibiciones descendieron y se hicieron más sugestionables. Por otra parte, las frecuencias dominantes en el electroencefalograma se retardaron. Al serles retirada la droga, un sujeto tuvo una leve reacción de pánico y otro mostró una actitud de excitación ligeramente maníaca, pero no mostraron síntomas de abstinencia ni tampoco pidieron más droga [6].

Recientemente en Europa oriental se ha despertado cierto interés por el uso de la *cannabis* como antibiótico. Se dice que es activa contra los organismos gram-positivos en proporción de uno a cien mil; pero en vista de que resulta ineficaz en el flujo sanguíneo, parece que su uso se limita a las infecciones de oídos, nariz y garganta [8].

La marihuana como amenaza social

No hay droga alguna que se encuentre en una posición social más equívoca que la *cannabis*. Unas veces se la considera como plaga maligna y otras como diversión inocua. En América e Inglaterra se la controla tan rigurosamente como a la heroína. Sin embargo, el *Lancet* recientemente publicó un editorial sugiriendo que la nocividad de la *cannabis* era difícilmente demostrable y que, aunque debían tomarse precauciones en lo que respecta a la relajación de los controles, el Estado haría mejor gravando fiscalmente la venta legal de la droga que multando su uso ilícito [9]. Médicos responsables están dispuestos a publicar afirmaciones de esta índole:

> Sería mucho más feliz si mis hijos adolescentes, *sin faltar a la ley,* fumaran marihuana cuando quisieran, en vez de llegar a caer en la situación de muchos de sus abuelos, toxicómanos de nicotina y alcohol etílico [10].

Aunque los efectos de esta droga son muy parecidos a los que produce el LSD, en estos momentos existe muy poco interés intelectual por ella, y su uso se encuentra en grupos relativamente aislados.

En realidad, la marihuana está prohibida en Gran Bretaña desde 1928, año en que se ratificó la Convención de Ginebra de 1925, que controla la manufactura, venta, y contrabando de drogas peligrosas, especialmente los opiáceos, la cocaína y la *cannabis*. Por entonces no existían en el Reino Unido problemas sociales con relación a la droga ni perspectivas de que surgiesen; la ratificación fue suscrita por Gran Bretaña simplemente para suprimir su tráfico en las colonias y en los territorios dependientes. La droga empezó a ser un problema para Occidente en América durante los histéricos años treinta. Tres títulos de una bibliografía del momento muestran en qué dirección soplaba el viento en todos los niveles culturales: *Marihuana as a Developer of Criminals*[11]. («La marihuana como creadora de criminales»), *Sex Crazing Drug Menace*[12] («La droga que amenaza con la demencia sexual»), *Exposing the Marihuana Drug Evil in Swing Bands*[13] («Mostrando el horror de la droga en las bandas de música ligera»).

La oposición demostraba su degeneración intelectual con canciones como ésta:

Dulce Marihuana Brown

En su jardín de la victoria
crece el té por todas partes;
ella planta, tú cavas,
te vuela la cabeza.
Consigue ayuda, ten cuidado,
estáte alerta, desconfía
de la dulce Marihuana Brown.
Muchacho, esa chavala trae problemas,
debes dejarla;
cada vez que la sacas a pasear
está destinada a absorberte,
dulce Marihuana Brown[14].

Parece que la alarma respecto a la marihuana empezó en Inglaterra a mediados de la década del cincuenta, cuando los inmigrantes de color comenzaron a ser considerados como un problema social. En 1952 un abogado publicó un trabajo realizado concienzudamente, *Indian Hemp, a Social Menace*[15] («El cáñamo indio, amenaza social»), donde se citan como pruebas abrumadoras contra la droga y sus consumidores una serie de artículos del *Sunday Graphic,* periódico ya extinto. Estos artículos comienzan así:

Después de varias semanas he completado una serie de indagaciones exhaustivas referentes al vicio más insidioso de cuantos ha tenido que enfrentarse Scotland Yard: la venta de drogas.

Los detectives asignados para este trabajo están de acuerdo en que nunca han tenido conocimiento de un delito tan vicioso, tan cruel, tan despiadado y tan bien organizado. El cáñamo, la marihuana y el hachís representan un tráfico realmente hediondo.

Uno de los detectives me dijo: «Estamos tratando con los hombres más depravados que jamás hayan participado en el comercio del vicio.» Las víctimas son jovencitas inglesas y, en menor proporción, jóvenes adolescentes...

Los traficantes son en un noventa por ciento gente de color procedente de las Antillas y de las costas del oeste de Africa. Lo grave de la situación y el gran peligro que corre nuestra estructura social se puede ver en el hecho de que, a pesar del incremento de vigilancia por parte de la Policía y a pesar de las redadas por sorpresa, existen más de una docena de clubs sitos en el West End de Londres donde se expenden drogas.

Como resultado de mis indagaciones, comparto el temor de los detectives que están trabajando en el asunto de que existe un peligro enorme de que esta locura llegue a convertirse en la amenaza social más grande que ha conocido este país.

El otro día fui a un vistoso club del West End. Me introdujo un miembro que es un contacto útil para mí y para la Policía. Las bebidas que se expendían no eran más fuertes que café templado, naranjada o cerveza. Observé a los que bailaban. Había seis hombres blancos, incluidos mi contacto y yo, veintiocho hombres de color y unas treinta chicas blancas, que no parecían tener más de veinticinco años. En una esquina había cinco músicos de color, sudorosos, tocando con un fervor extraordinario. Las chicas y los acompañantes de color bailaban con un abandono casi salvaje, que era al mismo tiempo fascinante y turbador. Entró un hombre de color que arrojó la colilla de un extraño cigarrillo *.

Bailaba solo, haciendo unas convulsiones extrañas; luego dio un salto hacia una mesa y extendió sus brazos hacia una chica. Mi contacto me indicó unas fotos que estaban sobre las paredes; eran de chicas con vestidos sutilísimos. Me dijo: «Son o fueron miembros.» Salimos; ya había visto bastante en mi primer club: los traficantes negros y las jovencitas descuidadas y semidementes.

A su manera, estos artículos son pequeñas obras maestras de indignación reaccionaria; pero uno siente que llegan al *point d'appui* sólo al final de la última colaboración:

«Llegará el día—dijo el fusco Jesse—en que en este país estará todo mezclado si no lo vigilamos. Solamente habrá medias castas» [16].

El libro continúa sugiriendo con argucias de leguleyo que la *cannabis* puede ser el instrumento para un delito

* «La colilla de un extraño cigarrillo» recuerda la prueba alegada recientemente en los tribunales de Londres contra un hombre al que se le acusaba de poseer *cannabis*: «Fueron encontradas en su piso varias colillas de cigarrillos rizados, pero no contenían resina de *cannabis*»; es decir, se trataba de pitillos caseros hechos a mano.

perfecto: una dosis secreta, una psicosis, la reclusión en un hospital de enfermos mentales, un poder notarial. ¡Dios mío, la caja de los milagros! Son exactamente las mismas fantasías que suscita ahora el LSD.

Investigaciones sobre los efectos sociales de la *cannabis*

Las primeras investigaciones llevadas a cabo en forma correcta sobre los efectos y la perniciosidad de la droga parecen ser las realizadas por el Ejército norteamericano en la zona del canal de Panamá durante los años 1932-1933 [17]. Por medio de ellas se llegó a las conclusiones de que la marihuana no representaba una amenaza para la disciplina militar, de que «no hay ninguna prueba de que la marihuana tal y como es cultivada aquí sea una droga que produzca toxicomanía en el sentido en que se aplica el término al alcohol, el opio, la cocaína, etc.», y de que «no se consideran aconsejables los intentos de impedir su venta o su uso».

Después de hacer un análisis de la literatura psiquiátrica reciente, que totaliza cincuenta y ocho publicaciones, Murphy señala:

> La mayoría de los trabajos aquí aludidos mantienen, en forma suficientemente clara, que la *cannabis* es «formadora de hábito» más que «productora de toxicomanía» (expresado en los términos, ahora anticuados, de las definiciones de la Organización Mundial de la Salud). La mayoría de los individuos que la tomaban y que fueron intensivamente estudiados, podían aceptar o abandonar el hábito sin síntomas de abstinencia; ninguno de ellos mostró una verdadera dependencia física, ninguno había mostrado una tendencia a incrementar la dosis, y la mayoría tendían a ser absolutamente moderados en sus peticiones o a reducir la dosis, aun cuando dispusieran de cantidades ilimitadas [1].

Los únicos informes sobre la toxicomanía de marihuana en la sociedad occidental provienen de dos grupos de soldados inadaptados del Ejército americano, que parecen que trataron de obtener su licenciamiento aficionándose a la droga. Sus casos tienen cierto interés porque demuestran claramente cómo puede producirse una intensa dependencia psicológica suficiente incluso con respecto a una droga que no da lugar a toxicomanía somática, como es el caso de la marihuana.

Los dos psiquíatras que se encargaban de uno de los grupos, compuesto principalmente por hombres de color, señalan:

> Las personas que dependen de la marihuana no están afectadas por la condena, por las recompensas, por los castigos de la sociedad o cualquiera de los incentivos o privaciones que afectan el comportamiento de los pacientes normales o neuróticos... Un cálculo completo y adecuado de los efectos que produce la marihuana sólo se puede obtener considerando su uso como parte de un tipo vital total. Los problemas de la habituación a la marihuana no se pueden entender partiendo del estudio de sus efectos en los no habituados o en personas que no llegan a habituarse, esto es, en personas para las cuales los problemas de la personalidad que lleva consigo la habituación resultan extraños o ajenos. Es necesario recalcar que el problema no es la droga, sino los usuarios de la droga: su persona y su relación consigo mismo y con la sociedad.
>
> En cuanto grupo, su medio social estaba cargado de factores diversos de tipo familiar, económico y cultural. Sus vidas se caractizaban por la delincuencia, la conducta criminal y el fracaso en lo referente al desarrollo de pautas vitales persistentes de trabajo productivo. De hecho, se han sentido, y han actuado en consecuencia, como extraños y como enemigos de la sociedad.
>
> El espectro de la personalidad de los miembros del grupo muestra un modelo típico de respuesta a situaciones repetidas de frustración o privación. Por un lado, existe una inmediata y constante gratificación del deseo de placer sensorial y de omnipotencia, así como la necesidad de vencer su intolerable ansiedad. Por otro lado, se manifiesta una hostilidad y agresividad hacia los demás, especialmente hacia aquellos que tienen autoridad, mediante la creación neurótica de situaciones que conducen a ulteriores sufrimientos. La habituación a la marihuana sirve para satisfacer simultáneamente todos estos estímulos. Pero esto es sólo un aspecto del complejo cuadro que ofrece la mala adaptación [18].

La investigación más completa acerca del papel que juega la marihuana en la sociedad cotidiana se llevó a cabo en Nueva York a instancias del alcalde de La Guardia, y se publicó en 1944. Los barrios en que más frecuentemente se fumaba eran Harlem y los distritos negros, y los lugares habituales eran los «tea pads» (casas de té»), habitaciones agradables, que tenían un tocadiscos, luces tenues y grabados provocativos en las paredes. «Las 'casas de té' tenían la atmósfera de un club social muy simpático. El fumador entraba fácilmente en contacto con extraños, discutiendo con toda libertad sus reacciones placenteras hacia la droga y filosofando sobre la vida de una manera tal que a veces parecía fuera del alcance de su nivel intelectual.» Se descubrió que los fumadores, a diferencia de los bebedores de alcohol, saben con la mayor precisión cuánta dosis necesitan para estar «picados», y que, al llegar a ese punto, es imposible convencerlos para que fumen más.

Si una casa de té estaba cerrada, los fumadores desilusionados volvían perfectamente tranquilos a lo que estuvieran haciendo antes, bien se tratara de trabajar o de jugar al billar. Esta reacción era tan opuesta a la de los heroinómanos cuando se les separa de su droga, que el comité municipal se convenció de que la marihuana no producía toxicomanía. Tampoco se encontró conexión alguna entre la droga y la sexualidad o la delincuencia, ni pruebas de que fumar marihuana condujera a la toxicomanía de narcóticos [19].

Este informe fue el arma principal de las «palomas» del control americano de drogas, y rápidamente atrajo una ráfaga de fuego procedente del comisario Anslinger, un «super-halcón» encargado del Departamento Federal de Narcóticos, hombre quizá responsable personalmente, por razón de su intransigencia, de una buena parte de los problemas que tiene actualmente Norteamérica en relación con las drogas. En un estilo que recuerda notablemente al de *Pravda,* se refiere a:

> un informe realmente desafortunado realizado hace unos años por el llamado Comité La Guardia sobre la marihuana. El Departamento (Federal de Narcóticos) percibió inmediatamente la frivolidad y falacia de sus descubrimientos y la denunció. Sin embargo, el informe ayudó a divulgar la idea de que esa droga era relativamente inocua. El informe de La Guardia es el arma favorita de los que hacen proselitismo para el uso de las drogas narcóticas [20].

Pero Anslinger es incapaz de aportar pruebas en favor de su condena de la marihuana y de su pretensión de que ésta lleva inevitablemente a la toxicomanía producida por los opiáceos.

Incluso antes de que se publicara el Informe La Guardia se había estudiado ya exhaustivamente las relaciones entre el delito y la marihuana. Una investigación realizada por el fiscal del distrito de Nueva Orleáns descubrió que en 1930, de cuatrocientos cincuenta condenados por delitos graves, ciento veinticinco eran fumadores regulares de marihuana. Más o menos la mitad de los asesinos y la quinta parte de los condenados por asalto, hurto y robo eran consumidores habituales de la droga [21]. Aunque estas cifras eran impresionantes, la investigación no concluye que la marihuana originara o facilitara estos delitos; en realidad, tales cifras sólo muestran que en una determinada comunidad la gente que comete delitos graves se inclina también a fumar marihuana, y que la causa de estos actos es quizá una misma psicopatía subyacente. Otra investigación del mismo autor, realizada sobre diecisiete mil delitos graves y setenta y cinco mil delitos leves, en la ciudad de Nueva York, entre los años 1932 y 1937, niega también la existencia de esa pretendida relación causal entre marihuana y delito; apenas se encontró relación entre las infracciones penales graves y el uso de la marihuana, ni correlación alguna entre ésta y el homicidio o los delitos sexuales [22], resultado que fue confirmado veintidós años después por otro estudio relativo a catorce mil novecientas cincuenta y cuatro sentencias de los tribunales de Nueva York [23].

De hecho, es difícil encontrar en las publicaciones psiquiátricas europeo-occidentales alguna información convincente respecto a perjuicios personales o sociales causados por esta droga. Hay descripciones ocasionales de estados psicóticos acelerados, como la que a continuación reproducimos de Anslinger, en la cual el sujeto, además de desequilibrado, no estaba acostumbrado a la droga.

> En una tarde de verano, Moses M. compró sus dos primeros cigarrillos de marihuana por veinticinco centavos cada uno. Al terminar de fumarlos dijo: «Me siento como si estuviera volando.» Moses, enloquecido por la marihuana, salió por la ventana de su hotel, cayó cinco metros y medio hasta el tejado del garaje de la casa vecina con los pies descalzos, y se metió entonces por la ventana de la habitación de K. gritando: «Dios me dijo que matara a ese hombre.» Agarrando a K. por la garganta, le golpeó con los puños hasta matarlo, después de lo cual rompió una silla en la cabeza de la víctima. Gritando que Hitler le perseguía, Moses salió por la ventana y dejó caer su corpachón de noventa kilos sobre un callejón que estaba nueve metros más abajo. Durante el juicio, Moses no recordaba nada del asesinato, y afirmó: «No quería hacerle daño.» «Veinte años», dijo el tribunal [20].

Sin embargo, la cadena de causa y efecto está muy lejos de resultar clara. «¿Estaba loco a causa de la droga o usó la droga porque estaba loco?» La pregunta resulta difícil de contestar. Es posible que algunas personas usen la marihuana, al igual que sucede con la heroína, los barbitúricos o las anfetaminas, como manera de paliar su particular forma de locura.

> La forma irreal en que el mundo exterior se le presenta al drogado varía según las distintas realidades experimentadas por algunas personalidades esquizoides. Esto se podría interpretar psicoanalíticamente como un problema de narcisismo del drogado, y de la manera en que sus cambios afectan al ego... Algunos pueden empezar a tomar marihuana en un intento inconsciente de neutralizar y quizá reprimir una creciente psicopatología [24].

Un análisis de mil doscientos indios que fumaban *cannabis* mostró que, aunque la droga atraía a los mentalmente inestables (y que los neuróticos usualmente elegían el más fuerte de los dos compuestos disponibles, mientras que los no neuróticos escogían el más débil), la proporción de psicosis entre los fumadores no era significativamente distinta de la que existía en el resto de la población [25]. De los fumadores israelitas de hachís, sólo el 0,1 por 100 necesitaban tratamiento psiquiátrico; lo que supone una proporción muy baja comparada con la proporción normal de esquizofrenia, que es del uno por ciento. Estos y otros resultados similares parecen sugerir, o bien que la psicosis de la *cannabis* es muy infrecuente, o bien que sustituye a otras formas de psicosis, o bien incluso que la droga actúa protegiendo a sus consumidores de las psicosis normales. En una investigación que realizó Allentuck sobre los sujetos internados en hospitales e instituciones, descubrió nueve casos de psicosis en setenta y siete fumadores de marihuana, pero señala que

> no existe una psicosis característica de la marihuana. La marihuana no producirá una psicosis *ex novo* en una persona estable y bien integrada... Pero si precipita una psicosis en una personalidad inestable, esta psicosis puede durar sólo unas pocas horas o continuar durante algunas semanas; la psicosis puede ser controlada mediante la retirada de la droga y la administración de barbitúricos. La habituación psíquica a la marihuana no es tan fuerte como la que se produce en los casos del alcohol o el tabaco... No existen pruebas de que el uso continuado de la marihuana sea un escalón para el uso de los opiáceos. El uso prolongado de la droga no conduce a ninguna degeneración mental, física o moral, y tampoco hemos observado ningún efecto deletéreo permanente producido por uso continuado [26].

Las informaciones más espeluznantes acerca de la criminalidad y las psicosis producidas por la droga vienen de Africa y del Oriente Medio; a menudo no resisten un examen crítico. Al analizar Murphy los informes sobre psicosis producidas por la *cannabis,* encontró sólo unos pocos casos que realmente pueden diferenciarse de la esquizofrenia, el alcoholismo, las psicosis funcionales precipitadas, los estados maníaco-depresivos y, particularmente en el norte de Africa, los estados agudos de intoxicación producidos por la mala alimentación y por infecciones de la piel [1].

Una investigación reciente sobre las propiedades de la *cannabis* como inductora del crimen, realizada por el profesor de Psiquiatría de la Universidad de Ibadan, señala que la mitad de los condenados por homicidio eran desde hacía mucho tiempo consumidores de *cannabis,* y que también lo eran dos tercios de los ladrones y un tercio de los condenados por asalto, agresión y delitos sexuales. Señala también esta investigación que el uso de la *cannabis* se encuentra principalmente en subgrupos «intermedios», es decir, en gente que se encuentra a mitad de camino entre la sociedad tribal y la forma occidental de vida [27]. Pero antes de poder aceptar conclusiones de este tipo, resulta necesario averiguar si estos delincuentes se distinguen de los otros miembros de su grupo social en lo que se refiere al porcentaje de fumadores de droga sobre el total de población. Y aun así no tendríamos una conexión causal entre la *cannabis* y el crimen. Es igual de significativo decir que el noventa y nueve por ciento de los delincuentes ingleses beben té.

El uso de la marihuana en Inglaterra

Es de una importancia vital conocer el carácter del medio en el que se fuma marihuana para poder predecir sus efectos sobre los individuos; ello se debe, en parte, a su capacidad para extravertir el carácter y, en parte, al hecho de ser una droga que, como el alcohol, necesita «aprenderse». Si no existiera una sociedad de consumidores de marihuana, no habría nuevos usuarios. A diferencia de los opiáceos o las anfetaminas, la marihuana no produce ni dependencia física ni efectos placenteros inmediatos. A menudo, la primera media docena de experiencias causan miedo, cuando no desilusión; no existe en la droga en sí incentivos para perseverar en su uso. Para que una persona llegue a disfrutar fumando marihuana, debe existir antes una activa sociedad de fumadores que acoja al novicio y le persuada de que las primeras sensaciones desagradables que se perciben con la droga en realidad son agradables y merecen repetirse. Aún más importante es que se le faciliten al sujeto ideas con las que pueda expresar lo que le está sucediendo bajo los efectos de la droga, porque en caso contrario todo le parecerá extraño y confuso. Becker cita el caso de un músico que fue iniciado en la droga por sus colegas; éstos se subieron a la plataforma y tocaron la misma melodía durante dos horas:

«Sin embargo, cuando vi esto, me pareció excesivo. Comprendí que había que estar realmente ido para que algo así pudiera ocurrir. Y entonces me explicaron que eso es precisamente lo que produce: un sentido distinto del tiempo y de todo lo demás.»

... En todos los casos en los que se sigue fumando marihuana, el consumidor ha adquirido ya los conceptos necesarios para poder explicarse a sí mismo el hecho de que está experimentando nuevas sensaciones causadas por la droga... De este modo, la marihuana adquiere para el consumidor el significado de un objeto que puede ser usado por puro placer [28].

Este proceso de aprendizaje lleva relativamente bastante tiempo. Es difícil realizarlo, a menos que las personas que estén alrededor del principiante le permitan reunirse con fumadores; e incluso el principiante puede ser empujado a placeres más apremiantes. Teniendo esto en cuenta, no resulta sorprendente descubrir los estratos sociales donde se fuma marihuana: en dos subgrupos aislados, independientes y no comprometidos de la sociedad, como son los inmigrantes de las Indias Occidentales, que trajeron el hábito con ellos, y los estudiantes, que lo aprendieron a través de los *beatniks* y los negros norteamericanos. En los dos grupos existe la necesaria interacción social y el suficiente aislamiento con respecto a los prejuicios y preocupaciones del resto de la sociedad (y para muchos el suficiente ocio y aburrimiento) como para que el hábito de fumar valga la pena. Una entrevista aparecida en el *Sunday Times* con un tal Andrew Venn Mowat, al que se califica como «uno de los más sólidos y experimentados conocedores del ambiente de drogas en Oxford», expresa claramente lo dicho:

... la grifa es un placer adquirido. La primera media docena de veces fueron desilusionantes, pero Oxford le fomentó el hábito. La Universidad, piensa, casi parece inventada para alentar el hábito de la droga. «Uno se enfrenta con una gran cantidad de trabajo amorfo, que puede ser realizado o no según se quiera. Si a esto se une la atmósfera tolerante del lugar, se descubre que no existe en Oxford una verdadera forma de existencia. La marihuana le da forma. Hay una parte del día en que sabes que serás feliz... Te sientes libre de la sensación —normal en Oxford— de que algo maravilloso está sucediendo a la vuelta de la esquina» [29].

Mi propia experiencia con hachís fue con un grupo salido de Oxford. Había sido presentado a unos cuantos fumadores. Se mostraron amables, pero precavidos: hasta que no me vieron fumando no se fiaron por completo de mí. Eran personas inteligentes, más bien rebeldes, opuestas a los valores establecidos en nuestra sociedad. Los padres de algunos de ellos eran refugiados de la Alemania de Hitler, y quizá por eso los hijos tenían mejores razones que la mayoría de las personas para dudar de las buenas intenciones del resto de los hombres. Uno de ellos, un ingeniero que había estado cumpliendo una condena de tres meses por poseer marihuana, finalmente aceptó llevarme a fumar. En una puerta estrecha, pegada a una verdulería en Earls Court, llamó haciendo una señal. Subimos cinco tramos de escalera detrás de una chica americana pequeñita y regordeta llamada Johnny. Los corredores estaban oscuros, pero por debajo de las puertas brillaba la luz y se oía el alboroto de muchas conversaciones. Al final del corredor nos introdujo en una habitación muy pequeña, amueblada con una estufa toda abollada, un baúl vacío y una cama de hierro que tenía una funda de colchón teatralmente manchada. En la pared alguien había grabado trabajosamente a lápiz la siguiente inscripción:

> Mantén limpia la nariz.
> Cuidado con los policías de paisano.
> No es necesario un hombre del tiempo para
> decir en qué dirección sopla el viento.

Mi amigo, un chico nervioso y moreno, llegó unos minutos más tarde con el hachís, en forma de bola del tamaño de la uña del pulgar. La rompió cuidadosamente y la amasó en pelotillas. Normalmente no fumo; teníamos que equilibrar las bolitas sobre la brasa de un cigarrillo y succionar el humo hacia arriba a través de un tubo de bolígrafo sin mina. «¡Qué maravilla!—exclamó una rubia de pecho exuberante—. Así es como lo hacen en las prisiones de Argelia, sólo que con una paja.» Aunque me pareció una observación de mal agüero, seguimos trabajando con entusiasmo. Como invitado, me ofrecieron el tubo para la primera bocanada y lo apliqué sobre el cenicero. El humo se elevó en una columna espesa; al succionar se curvó agradablemente y subió por el tubo. Pero el daño en los pulmones era intenso y empecé a toser como un motor a reacción puesto en marcha mientras la preciosa bolita salía despedida en la oscuridad. Después de un descanso y de un par de pruebas más con las consiguientes pérdidas de bolitas, adquirí la suficiente maestría como para separarme del tubo antes de explotar. Cuando agotamos las bolitas, el chico que había traído la mercancía y Johnny estaban ya tumbados en el suelo, riéndose y en el estado conocido por los psicólogos como «euforia fatua», real o psicosomática. Yo me apretaba el pecho agonizante y no sentía ninguna otra sensación, de manera que me fui a casa y me metí en la cama; por todas las declaraciones que luego escuché, mis compañeros pasaron una noche realmente placentera.

8. Alucinógenos

Los alucinógenos son las drogas ilícitas que por el momento suscitan más controversias. Desde el tiempo de los aztecas se han venido usando en América los capullos del cactus mejicano llamado «peyotl»; la mezcalina, su alcaloide más activo, fue aislada y sintetizada como 3, 4, 5-trimetoxifeniletilamina en la segunda década de este siglo, y el LSD-25, ácido lisérgico dietilamida, a veces conocido incorrectamente como ácido lisérgico (una sustancia afín, pero que no produce efectos psíquicos interesantes), fue sintetizada por Hofman en 1938 en los Laboratorios Sandoz, de Basilea. Sus propiedades psíquicas se pusieron de manifiesto cuando Hofman olfateó accidentalmente unos pocos microgramos en 1943. Actualmente es el alucinógeno más conocido y de mayor uso. La psilocibina es una sustancia más nueva extraída de otra planta mejicana, el hongo sagrado *Psilocybe Mexicana.* El mundo occidental se interesó por ella en 1953, y también fue sintetizada por Hofman. Otras drogas pertenecientes al mismo grupo general, pero menos usadas, son el *ololiuqui*, la *mornig glory* * sudamericana, el *teonanacatl*, otro hongo mejicano que crece sobre excrementos de vaca, y el *caapi*, enredadera del Amazonas, que es químicamente análoga al *yageine*, a la *harmina* y a la *banisterina*. La *bufotenina*, que es la secreción venenosa de la piel de ciertos sapos, tiene efectos dramáticos y es químicamente idéntica a la serotonina. La planta del lúpulo inglés es un tipo de dondiego, dos de cuyas variedades contienen LSD puro; por tanto, no es imposible que la cerveza inglesa de uso común tenga rastros de alucinógenos.

En este momento, el LSD es la sustancia más poderosa que se conoce para provocar efectos psíquicos. Veinte microgramos (un microgramo, 1 micg. o $\gamma = 0{,}000001$ gramo) son suficientes para producir efectos notables, aunque esta dosis equivale más o menos a 1/700.000.000 del peso de un hombre. En polvo, tal cantidad resulta casi invisible. De una dosis tan diminuta como ésa, una cantidad todavía más pequeña llega al cerebro. Aun con la dosis normal, que oscila entre 50 y 200 mcg., sólo se aprovechan dos de cada cien microgramos en el cerebro, es decir, menos de una molécula de LSD por cada tres mil células del cerebro [1]. Más sorprendente todavía es que esta pequeñísima cantidad abandona el cerebro a los veinte minutos de haber tomado la droga, mientras que los efectos no empiezan antes de treinta minutos o una hora y duran de cuatro a ocho horas. Por consiguiente, se supone que los alucinógenos actúan como disparadores, librando alguna sustancia química del cuerpo, que es la que produce los famosos efectos psíquicos.

Los efectos físicos observables son muy leves. Los más normales son la carne de gallina, un incremento de los reflejos musculares—el reflejo de la rodilla, por ejemplo—y la dilatación de las pupilas. Con menos frecuencia, el LSD produce náuseas y dolores musculares que han sido interpretados sin demasiado rigor por los psiquíatras como mecanismos de defensa que tratan de evitar la

* Un tipo de campanilla. Pertenece a la familia de las convolvuláceas, género ipomea. Especie de dondiego o maravilla.

pérdida del ego en las personas inestables. Neurológicamente, sus efectos son complicados. Aunque inhibe señales en los nervios ópticos de los gatos, también produce «respuestas de alerta cortical» [2] y umbrales más bajos para la vista y el oído. Un efecto interesante es la sinestesia, que consiste en la transferencia de impresiones de un sentido a otro. De este modo, los sujetos con LSD pueden oír los aplausos como un chisporroteo o sentir una suave descarga eléctrica en el antebrazo como un rayo que les atravesara todo el cuerpo. Estos fenómenos parecen sugerir que la droga interrumpe los procesos que limitan y canalizan las impresiones sensoriales en las capas interpretativas más profundas del cerebro, permitiendo que la excitación neuronal se extienda indistintamente hacia los lados. Es curioso que, aunque uno de los efectos más corrientes de la droga consista en aumentar muy notablemente las percepciones de los sentidos, también produce algunos indicios de privación sensorial [3]. Esto puede deberse a que disminuye el efecto filtrante de las capas externas del cerebro, evitando de este modo totalmente el paso de cualquier información útil. El cerebro se puede comparar a una organización burocrática que maneja cantidades enormes de pequeñas informaciones, material que en cada nivel resume, coordina y transfiere al nivel siguiente, a fin de que la acción prosiga y se verifiquen condensaciones más amplias. Finalmente, a la cabeza de la organización—la conciencia—se le presenta una imagen simple *. Pero el LSD desorganiza este delicado mecanismo: los millones de pequeños mensajes fluyen sin ningún obstáculo y ahogan completamente a la interpretación. Quizá se puede llevar la analogía más lejos y decir que el conocimiento, a la manera de los empleados con exceso de trabajo, tiende a tomar al azar uno o dos mensajes y a concentrar su atención en ellos, dando así la impresión de una aptitud perceptiva incrementada.

* V. en J. Z. Young, *A Model of the Brain*, Oxford University Press, 1964, una interesante introducción a las explicaciones de la estructura cerebral correspondiente a este tipo de proceso.

Esta interpretación de la acción del LSD es en gran medida una conjetura, pero coincide con los resultados de una investigación en la cual se demostró que los sujetos colocados en un ambiente que los priva de impresiones sensoriales—por ejemplo, sumergidos en un tanque de agua a la temperatura de la sangre—reaccionan psíquica y físicamente menos al LSD que cuando están en situaciones normales, sujetos al bombardeo normal de los estímulos [1]. También se descubrió que en individuos totalmente ciegos, a diferencia de aquellos otros que todavía tienen una actividad, aunque sea muy reducida en el nervio óptico, el LSD no produce alucinaciones visuales [4].

Aunque bajo la influencia de la droga se dice generalmente que «el tiempo no quiere decir nada», que «el tiempo se detiene», cuando se pide a los individuos que midan intervalos de quince a doscientos cuarenta segundos, creen siempre que ha pasado más tiempo que el que marcan los relojes. En otras palabras, los intervalos parecen *más largos* de lo que realmente son, como sucede cuando estamos aburridos o faltos de estímulo [3]. Este descubrimiento se opone curiosamente a la borrachera de impresiones sensoriales que refieren algunos sujetos con LSD, y una vez más sugiere que la droga interrumpe las percepciones sensoriales que en alguna medida están conectadas con nuestro reloj interno.

Los efectos subjetivos del LSD se pueden resumir, *grosso modo,* en la forma siguiente:

1. Los sentidos perciben con mayor fuerza los estímulos; los colores son más brillantes; sonidos que normalmente no se oyen, como el tic-tac de los relojes, llegan a ser sorprendentemente audibles.

2. Se dificulta el mecanismo que relaciona un dato sensorial con otro, de manera que al sujeto puede resultarle difícil constatar que *su* mano está tocando *su* pierna y a la inversa.

3. Desaparece la relación entre los datos actuales de los sentidos y las experiencias ya vividas, de manera que las cosas son vistas como por primera vez. La inefable

silla del jardín, a la que Aldous Huxley hace referencia en *The Doors of Perception*, es un famoso ejemplo.

4. Se reduce la coordinación muscular y la percepción del dolor.

5. Los *tests* de la personalidad efectuados demuestran que las normas de comportamiento aprendidas, como el pensamiento lógico, la interpretación de un papel y los métodos trabajosamente adquiridos que nos capacitan para subsistir y triunfar, tienden a desaparecer.

6. Con los ojos cerrados se ven formas en un torbellino de colores.

7. Son frecuentes las alucinaciones, que van desde imágenes que el sujeto contempla como puras fantasías hasta una completa inmersión en un mundo irreal.

8. Se debilitan las represiones emocionales y el sujeto se comporta, para bien o mal, de manera más elemental. Bajo la influencia del LSD, las reservas emocionales entre las personas se rompen y cada uno se hace más sensible a la personalidad de los otros.

9. Los recuerdos y experiencias que han sido severamente reprimidos en el inconsciente pueden ser liberados y experimentados como acontecimientos actuales. En personas neuróticas y psicóticas, esta experiencia puede ser abrumadora y nociva.

Hasta aquí se pueden resumir los efectos del LSD diciendo que la droga disuelve el caparazón que nos separa del mundo sensorialmente experimentado y de nuestro propio inconsciente. El efecto en un hombre civilizado consiste en que con frecuencia descubre, para su sorpresa, que su mundo interior es tan vasto y extraño como el que le rodea.

Los efectos que produce el LSD en la personalidad son generales y varían con cada persona. Se afirma que uno de los pocos resultados constantes y mensurables es una menor capacidad de ejecución en el *test* del laberinto, de Porteus. En esa prueba se le presentan al sujeto una serie de diez laberintos, que van desde unos primeros muy simples hasta otros casi imposibles de resolver. Para solucionar el problema se conceden al sujeto un número ilimitado de intentos y el tiempo que desee. La puntuación que se calcula tomando en cuenta la dificultad del último laberinto resuelto, el tiempo invertido y el número de intentos, mide la adaptación social, la capacidad de previsión y el autocontrol. Se mantiene que éste es uno de los pocos *tests* dignos de confianza que distingue a los individuos psicóticos de los normales [5].

Esto nos conduce a la tentadora conexión entre el estado inducido por el LSD y la esquizofrenia. Durante algún tiempo, después de la guerra, se pensó que el LSD producía en el investigador normal una «psicosis modelo» que podía constituir una gran ayuda en la interpretación de los enigmas de la esquizofrenia; por esto se llamó a este tipo de drogas «psicomiméticos», en virtud de su pretendida capacidad para imitar las psicosis. Pero ahora esta idea ha sido abandonada. El estado producido por el LSD difiere de la esquizofrenia en varios puntos importantes (véase más adelante), y en la actualidad se piensa que la droga no es más que una útil ayuda en la preparación de los psiquíatras, que pueden por medio de ella conseguir algún presentimiento del mundo del esquizofrénico. A menudo, los que padecen esta enfermedad han dicho que para ellos es muy reanimador y esperanzador hablar con gente que, al menos, tiene una idea de lo que los esquizofrénicos experimentan. La semejanza química es paralela a la similitud psíquica, y el trabajo de aclarar estas pistas ha continuado activamente desde que Osmond y Smythie publicaron en 1952 su importante trabajo [6], sugiriendo que la causa de la esquizofrenia es la incapacidad del cuerpo para controlar la adrenalina, sustancia muy parecida a la mezcalina, y que, por lo tanto, el cuerpo se envenena a sí mismo con un alucinógeno. En 1962, Friedhoff y Van Winkle [7] aislaron en Nueva York otra sustancia de la familia de la mezcalina, la 3,4-dimetoxifeniletilamina, obtenida de la orina de algunos esquizofrénicos, resultado que ha sido recientemente confirmado por Clarke en Liverpool. Este investigador descubrió, usando una amplia muestra y un grupo riguroso de control, que la orina del ochenta por ciento de los paranoicos poseía esta sustancia, mientras que no sucedía así en el grupo de control. Pero todavía está muy lejos la cura de la esquizofrenia por medios químicos.

Los estados que produce el LSD también muestran analogías con la experiencia de los sujetos que sufren privación sensorial y *delirium tremens*. Es tentador suponer también que todas estas perturbaciones resultan del estado de necesidad que sufre la conciencia central en lo que concierne a mensajes sensoriales ya interpretados; al vacío fluye material inconsciente, actividad magnética del cerebro medio que generalmente es reprimida por las señales del exterior y por los métodos aprendidos por el cerebro para tratar con ellas. Se puede sugerir una analogía imperfecta con los susurros de las conversaciones lejanas e inanes que se oyen en un cruce telefónico cuando las líneas están defectuosas. Pero en la mente esta actividad enterrada, que el LSD y los otros estados ponen al descubierto, está muy lejos de ser inane. En el enfermo, el esquizofrénico o el alcohólico—que son lo que son en parte por su incapacidad para adaptarse a sí mismos y a su visión de la sociedad—, esta circunstancia está a menudo llena de amenazas y temores, en virtud de la aprensión destructiva que tienen del mundo y del lugar que ocupan en él. Lo mismo sucede a veces cuando el LSD es aplicado a los neuróticos con fines terapéuticos. Pero, con frecuencia, la persona sana que además se encuentra en un ambiente favorable descubre que esta inmersión en el mundo no racionalizado y en su inconsciente es una experiencia animadora e incluso exaltadora. Algunos llegan aún más lejos al decir que tal experiencia constituye la base de una nueva religión o de nuevas aproximaciones a las verdades de antiguas religiones.

Este cuadro [8] resume algunas de las relaciones entre el LSD, la esquizofrenia, el *delirium tremens* y los estados de privación sensorial.

Cuadro 2. Relación entre el LSD y ciertos estados psíquicos

	Delirium tremens	Esquizofrenia	Privación sensorial	LSD
Percepción				
Intensificación del color y de la profundidad	—	raro	+	+
Ilusiones visuales	+	raro	+	+
Pseudoalucinaciones visuales.	+	raro	+	+
Alucinaciones visuales	+	raro	+	+
Agudización del oído	—	—	+	+
Alucinaciones auditivas	+	+	+	raro
Alucinaciones táctiles, gustativas y olfativas	raro	raro	+	raro
Emociones				
Euforia	raro	raro	raro	+
Ansiedad	+	+	+	+
Inestabilidad emocional	+	+	+	+
Anacronismo de los sentimientos	+	+	+	+
Imagen del cuerpo				
Sentimiento de irrealidad del yo	+	+	+	+
Sentimiento de irrealidad del mundo	+	+	+	+
Ideaciones				
Fantasías	+	+	+	+
Fuga de ideas	+	+	+	+
Sensación de que los rasgos neutrales del mundo poseen un significado personal	+	+	+	+
Delirios	+	+	+	+
Disminución de la concentración	+	+	+	+
Descenso en los resultados de los *tests* de inteligencia.	+	+	+	+
Orientación				
Mala en lo referente al tiempo	+	+	+	+
Mala en lo referente al espacio	+	+	+	+
Coordinación motora				
Disminuida	+	+	+	+

Vivencias interiores

La experiencia con LSD difiere de las otras descritas anteriormente por su belleza potencial y por su capacidad para provocar en un hombre supercivilizado un contacto íntimo y vigoroso con su animalidad. Un estudiante americano de filosofía describe el experimento controlado de LSD en que intervino de la siguiente manera:

Con el Rorschach sentí un gran placer observando el contraste de sombras en las primeras láminas en blanco y negro. Las láminas suscitaron en mí una admiración ilimitada, y repetía sin cesar que nunca hasta ese momento había apreciado toda su belleza y complejidad. Me admiraba el efecto de la sobreimpresión, mediante la cual se había situado una figura encima de otra. Mientras interpretaba las láminas, permanecía sumido en una atmósfera onírica. Flotaba inmerso en la ensoñación: no miraba sólo desde la orilla. A ratos, el abrirse de una puerta o una ojeada al espejo me recordaban que realizaba un experimento, que había tomado una droga y que aquello era una experiencia extraña; pero esto no resultaba perturbador: estaba justamente al nivel del resto de mi ensoñación. Las láminas en colores eran magníficas. Cada color parecía poseer su propio tono emocional, siempre positivo. Los naranjas, los rojos y los amarillos eran vitales, expansivos y eróticos. Los azules y los verdes eran fríos, serenos y racionales. Me di cuenta de que yo era normalmente una persona más bien reflexiva que cordial y me regocijé con los matices más cálidos, que representaban una liberación de mis obligaciones. Pero los tonos fríos no me disgustaban, aunque sabía que en ese momento no tenía mucha capacidad de reflexión. Me parecía que quizá las actividades racionales fueran superiores, pero las cualidades sensuales del color, la tensión y la actividad eran ahora atractivas y del todo absorbentes. Varias veces pensé que estaba dando interpretaciones muy parecidas a las de años antes: los mismos volcanes, los mismos símbolos sexuales—sólo que ahora más sinceros—, los mismos animales poderosos e inquietos, pero no lo lamentaba en absoluto. Antes bien, admiraba la intensidad de las imágenes, la vivacidad de las figuras, sin importarme la interpretación que el psicólogo pudiera dar de estas respuestas...

Al cabo de un rato de experimentar con el Rorschach se sugirió que fuésemos a comer. El vestíbulo parecía grandioso y bello, y me acuerdo que hice notar el contraste tan enorme que había con el vestíbulo triste y oscuro que vi al entrar; entonces me asaltó la idea de que quizá esta manera de referirme a la casa no fuera **educada**, pero pensé que a los experimentadores no les importaría, porque después de todo no eran responsables de la decoración. Mi rostro estaba bastante colorado, mi aspecto francamente desaliñado y para muchos debía ser patente que yo era un paciente. Cuando advertía que un interno o una enfermera me estaba mirando con curiosidad pensaba al momento: «Debo de tener un aspecto muy extraño.» Normalmente tal atención me hubiera desconcertado, pero ahora no me molestaba en absoluto. Más bien sentí un vivo afecto por cualquiera que se interesara en mirarme con curiosidad. La cantina me pareció un lugar maravilloso y sumamente atractivo, poblado por personas agradabilísimas y lleno de la más deslumbrante comida. Las ensaladas, las albóndigas, las legumbres resplandecían magníficamente.

Algunos días después, el mismo sujeto escribió:

La característica más impresionante de toda la experiencia fue una enorme y, para mí, peculiarísima sensación de libertad. Normalmente no tengo conciencia de la tensión y del esfuerzo en que vivo; pero es tan grande la diferencia que existe entre mi estado normal y aquel que disfruté durante esa experiencia, que es comparable al acto de quitarse de encima una pesada carga.

Otro sujeto, un joven psiquíatra que parece haber soportado sus obligaciones de manera más bien penosa, consideró que estaba obligado a manifestar su dignidad profesional, cualesquiera que fuesen los efectos inducidos por el LSD, y después de la experiencia dijo:

Me sentía más bien sorprendido al descubrir, bajo los efectos del ácido lisérgico, que era una persona bastante animada y simpática. El otro recuerdo que guardo es que me da igual lo mal que me vayan las cosas; siempre tendré un lugar agradable, cómodo y cálido a donde dirigirme. El sentimiento es parecido al de llevar siempre en la cabeza un jardín tranquilo, agradable y sereno [1].

Lo que puede experimentarse en un «viaje» con LSD es imposible de prever y varía en cada ocasión, aun cuando se trate de un mismo individuo. Mi propia experiencia no me llevó ni al esplendor ni al espanto; quizá es una de esas típicas experiencias que no merecen describirse.

Una habitación desnuda y blanca en Paddington. La repisa de la chimenea está tapada con ampliaciones de fotografías tomadas por el propietario, un australiano nervioso, fumador de kif. Su amigo, que tiene una cabeza muy redonda, está sentado en el suelo como una muñeca de madera—muy distante. Dice: «Esto es increíble, hombre, todo el mundo anda loco buscando LSD.» Su observación nada tenía que ver con la conversación; hablaba lentamente, como si estuviera pensando exactamente en las mismas cosas que los demás, o incluso como si no pensara en nada parecido; como si estuviera sosteniendo otra conversación, silenciosa, en los intervalos de la nuestra. Dije que estaba interesado en la droga y me contestó con aire astuto: «Quizá te debería hacer una proposición.» Le di treinta chelines y se fue calle arriba; a los diez minutos volvió y se sentó mirando al frente como si no se hubiese movido. Al cabo de media hora hice ademán de irme. Sacó del bolsillo un pequeño cubo plateado: «Hazlo con alguien que te guste y ten a tu mujer a mano», dijo, como si éstas fueran dos personas diferentes. En mi caso, se trataba de la misma persona. Cuando nos íbamos a la cama—pensé que sería mejor tener la experiencia por la noche porque durante el día hay que cuidar de los niños—mi mujer no mostraba grandes deseos de hacer la experiencia; sin embargo, mientras nos desvestíamos dijo que sí. Traje un plato de plástico negro y un cuchillo y corté cuidadosamente una esquina del terrón de azúcar. Lo dividimos y nos lo comimos; esperaba la reacción instantánea narrada por Hofman, pero, por supuesto, no ocurrió nada de forma inmediata. Después de media hora nos comimos el resto del terrón; hicimos algunos chistes autocompasivos sobre la compra de azúcar a cincuenta mil pesetas la caja y nos fuimos a la cama.

Lo molesto era que no podíamos dormir. Al principio pensé que era porque estábamos excitados; además había luna llena, y eso siempre me mantiene despierto. Al cabo de una hora, Bárbara dijo que veía formas. Harto de estar acostado, fui abajo para coger papel y lápiz. Recogí un bolígrafo rosa; de pronto, ahí estaban el color rosado, la mano inmensa, la carnosidad. «Hace efecto, hace efecto, ven a la luz», grité escaleras arriba.

Encendimos la luz del dormitorio y esperamos a que se produjeran las visiones. Al principio lo único que sucedió fue que la habitación pareció menos blanca, más fría y torcida. En realidad, es toda blanca, con un agradable papel estriado que puso el decorador que vivió aquí antes de nosotros, con cornisas victorianas blancas y contraventanas también blancas. Normalmente es un cuarto agradable y cómodo para dormir. Sin embargo, las paredes abandonaron su color puro y se hicieron amarillentas. Al rato empecé a pensar que la escena del bolígrafo rosa y la mano que había tenido en el piso de abajo no quería decir nada. Cogí una caja de pequeños discos magnéticos que les habían regalado a mis hijos; en la caja había un tubo de limaduras de hierro. Desparramándolas sobre los discos magnéticos, las limaduras se curvaban sobre sí mismas y formaban racimos como si fuesen monstruos del espacio. Cuando los dos discos se separaban, las limaduras se alargaban en brazos abultados y luego caían hacia atrás como los pétalos de una flor. Al juntarse otra vez los pétalos se iban acercando, y cuando estaban ya lo bastante cerca, se acariciaban y algunos se estiraban por el contacto. Podíamos oír el chirriar de las limaduras al rozarse cuando los campos magnéticos las reordenaban.

Sentí que las cosas empezaban a parecerme extrañas, pero sólo cuando las veía por el rabillo del ojo. Si las miraba de frente parecían otra vez normales. Entonces me rasqué la nuca y esto sí resultó definitivamente extraño. Hubo un tremendo estrépito de trigales agitados. Podía sentir cómo se doblaban las raíces del pelo, anudadas en el cuero cabelludo. Tenía la sensación de que estaban arando un campo con mis uñas, supongo. Estaba bastante seguro de que alguien estaba rascando una cabeza y de que la cabeza de alguien estaba siendo rascada, pero era difícil estar seguro de quién rascaba y qué.

Era como si dentro de mi cabeza existiera un observador vigilante que en momentos como éste diría: «Las sensaciones de rascar procedentes de los dedos y del cuero cabelludo se relacionan con la posición de tu brazo y de tu cabeza: te estás rascando la cabeza.» La droga había hecho desaparecer a ese observador y me obligaba a resolver el problema por medio de un puro esfuerzo intelectual. Mis hijos, cuando eran pequeños, solían agarrarse una oreja y luego empezar a llorar porque alguien estaba tirando de ella. De repente pude comprender tal situación.

Bárbara mantenía su brazo izquierdo delante de la cara. «Es como una película antigua: salta», dijo, aunque lo tenía quieto. Probé con una mano y se retorció lentamente como los tentáculos de una anémona de mar (parece que la pupila siempre serpentea para desviar las imágenes dentro de los fragmentos nuevos de la retina; este movimiento es invisible hasta que el LSD anula el mecanismo compensatorio, momento a partir del cual se ven las cosas moviéndose lentamente). Habíamos tardado bastante tiempo en alcanzar este punto; el uso de la palabra «viaje» para una experiencia con LSD es bastante apropiado, pero no en el sentido en que uno imagina tierras extrañas y experiencias románticas. Para nosotros fue muy parecido a hacer un viaje moderno, digamos en avión: con un poco de miedo, un ambiente desagradable, dolores, una noche en vela, suciedad, aún más miedo y las deslumbrantes luces de un interior a las cuatro de la mañana. Me di cuenta de lo mal hecha que estaba la casa; cada partícula de polvo destacaba como en un exagerado anuncio de la televisión para introducir un nuevo polvo detergente. Los colores eran más ricos, y el viejo barniz del suelo perdía su matiz acostumbrado para adquirir un rico y cínico color de miel, como el de la revista *House and Garden,* pero el efecto no era particularmente agradable.

Nos empezó a molestar la luz encendida, como si lleváramos demasiado tiempo en una feria, de manera que la apagamos e intentamos dormir. En varios sentidos, esto fue un error. Bárbara empezó a murmurar sobre los colores malva y naranja que podía ver. «Por ahí va un maravilloso morado», decía. Esta parte le gustó; yo no tuve visiones durante un largo rato y me sentí defraudado, hasta que repentinamente me encontré dentro del hueco de la muela de una langosta, con una estupenda vista desde su boca de un ejército de hermosas piernas color ante que caminaban a nuestro lado. Cuando la langosta comía, hacía un ruido enorme, como si un gigante comiese lechuga. Después me convertí en un caballo, cubierto con una piel de nylon baya, con cinco patas y un zapato clavado dentro de la boca. Ninguno de estos delirios, aunque fueron muy nítidos, me alarmó. Entonces empezaron las formas: una línea de luces tan brillantes que miré por la habitación para ver qué eran. Se transformaban en puntos y guiones, cuadrados, cubos y bolitas, apretadas todas intrincadamente y disolviéndose unas en otras. Bárbara empezó a decir: «Maldita sea, esto es una agonía. Cuándo terminará. Qué vida más espantosa debe llevar la gente que toma esto para divertirse.»

Se nos hizo imposible permanecer tumbados a causa del contacto de la ropa o de nuestros cuerpos. Mi brazo izquierdo me molestaba terriblemente, liviano e irritador. Deseaba arrancármelo y conseguir así cierta tranquilidad. Mi cerebro continuaba sumergiéndose y precipitándose, rompiéndose aquí y allá y disolviéndose dentro de sí mismo, creando situaciones locas y simultáneamente cortándolas y sirviéndolas por docenas; todo el proceso saltando hacia adelante como un metrónomo.

Los sonidos se hicieron más claros; podíamos oír claramente que alguien daba cuerda a un reloj en la casa vecina, y también podíamos oír la respiración de un niño desconocido que lloraba en alguna casa calle abajo. Bárbara parecía dormida, pero se sentó, miró cuidadosamente a su alrededor y dijo: «¿Cuántos pares de guantes soy yo?» Después me dijo que había estado en High Street, Kensington, preguntándose quién era; había tenido que hacer un inventario de las cosas que había por la habitación: «¿A quién conozco yo que sea la propietaria de estos zapatos o de este traje? Debe ser Bárbara Laurie.»

Aunque me sentía tan raro, comprobé que podía escribir de una manera legible y redacté unas notas bastantes completas. Ahora, pensando en ello, me parece indudable que ingerimos una dosis notablemente pequeña, ya que una dosis mayor me hubiera impedido tomar notas. Tanto mejor. Podíamos ver con gran claridad el estado en que nos encontrábamos, como si fuéramos viajeros perdidos en algún lugar grotesco. A veces parecía divertido. Unos meses antes habíamos visitado Villa 21, una unidad independiente para jóvenes esquizofrénicos en un hospital mental del norte de Londres. Bárbara dijo ahora: «Alguien, en alguna parte, debe ser capaz de entender el sentido de todo esto», y ambos nos reímos nerviosamente, porque uno de los muchachos había estado por allí diciendo: «¿Cuál es el significado de todo esto? Alguien debe saberlo.»

De nuevo apagamos la luz. Empecé a sentirme aterradoramente seguro de que esto era la demencia: ser arrastrado dentro de la propia cabeza sabiendo que es todo ilusión, pero siendo, sin embargo, incapaz de detenerlo o controlarlo. El tiempo transcurría con intolerable lentitud y a menudo daba la impresión de retroceder, de tal manera que los cinco preciosos minutos conquistados y dirigidos hacia la libertad podían escabullirse otra vez en un torbellino de chispas. Pensé en la terrible situación de los locos en sus estrechas camas de hospital, con el problema de aguantar no sólo hasta la mañana siguiente, cuando todo—sinceramente así lo esperaba—desaparecería, sino a lo largo de mañanas y mañanas y de días y noches, ¿hasta cuándo? Debe ser peor que una sentencia a prisión, porque la paz es imposible. Me sentía encerrado con un lunático que no cesaba de provocar fuegos artificiales.

Tuvimos actividad sexual—el término «hacer el amor» no cuadraba—sólo por hacer algo. Las sensaciones fueron bastante normales, aunque hacia el final yo estaba en una cripta de iglesia, donde unos artesanos invisibles doraban el sitial del coro; Bárbara estaba ocupada con unos cuantos bolsos marroquíes. Fue sensorialmente pobre, y, cuando nos detuvimos, las alucinaciones comenzaron de nuevo. Descubrí que ahora podía oler; con un poco de práctica podía distinguir el olor de mi axila derecha del de la izquierda, y noté que cada uno de mis dedos tenía un perfume rico y diferente. Nuestra hija de dos años—que está muy gorda y llena de seguridad en sí misma—se despertó y vino durante un tiempo a la cama con nosotros; nos agarramos ambos a ella, al verla tan sana y normal. Bárbara se incorporó y nos hizo reír al declamar teatralmente: «Y en adelante durmieron, rechinando cansadamente sus dientes multicolores.» Entonces Bárbara se quedó dormida y soñó que las limaduras de hierro eran una crema que debía sorber y que se coagulaba en su garganta; más tarde siguió soñando que tenía dos quemaduras abiertas en un dedo: a través del agujero rojo podía ver la estructura de la célula y las paredes temblorosas del protoplasma.

Al día siguiente nos sentimos fríos y alejados, pero trabajamos mucho. Al llevar a los niños al colegio, casi choqué cuando una chica negra salió de una casa gris llevando pantalones naranja; los pantalones se dispararon sobre mi retina como una bomba en una congregación religiosa. Es difícil de explicar lo larga, lo áspera y lo insatisfactoria que fue la experiencia con LSD. Durante varios meses la usamos como comparación de cualquier suceso desagradable; sin embargo, los resultados no fueron en absoluto malos. Nos hizo más sensibles a la forma y al color, y más desapasionados con respecto a otras experiencias y relaciones, más directos respecto a nuestras intenciones cotidianas. Ninguno de estos efectos fue profundo, pero el LSD nos impulsó hacia una mayor madurez (que, no obstante, probablemente hubiéramos alcanzado de todas formas). Es como una dura expedición de la cual se sale diciendo: «Si puedo enfrentarme con esto, puedo enfrentarme con muchas otras cosas.» Algo que yo no hubiera podido conseguir sin la droga es la comprensión de los sutiles vínculos que unen el mundo exterior, mis propias experiencias pasadas y mi conciencia. Antes de este «viaje» había intentado varias veces leer el libro de Laing *The Divided Self* («El Yo dividido»), un análisis de cierto tipo de esquizofrenia, y nunca pude entenderlo; después lo pude leer como si fuera una guía de la ciudad donde he nacido. Para nosotros, la experiencia con LSD fue menos importante que la estructura mental que nos permitió descubrir.

9. El LSD aplicado

«Un terrón de azúcar con dos manchitas oscuras; pero para algún pobre individuo puede ser el cielo o el infierno después de chupado.»

(Cassandra, *Daily Mirror*, 4 de abril de 1966.)

En el primer brote de entusiasmo, después de la guerra, y entre los años cincuenta y sesenta, se aclamó al LSD como una droga maravillosa para uso psicoterapéutico. En Canadá, por ejemplo, se usó intensamente en el tratamiento de los alcohólicos agudos. Un régimen, el «día de la verdad», consistía en suministrarles dosis poderosas, de hasta 400 mcg., con la esperanza de que una experiencia tan profunda y perturbadora haría cambiar el curso entero de su vida. Durante un tiempo, como ocurre con todo nuevo método psiquiátrico, se anunciaron muchos éxitos; pero cuando el método se hizo rutinario y desapareció o disminuyó el interés y entusiasmo de los terapeutas, que era el verdadero factor de la cura, los buenos resultados se hicieron más escasos. Después de tres años y medio, ninguno de los pacientes de un grupo al que se aplicó el LSD había dejado de beber, y ni siquiera mostraba mejoría [1]. Un grupo de presos tratados con psilocibina por Leary y sus colegas mostró, en cambio, una mejoría real, y después de abandonar la prisión y durante un breve período de tiempo hubo un menor número de reincidencias de lo que podía esperarse. Pero cuánto se debe aquí a la droga y cuánto al interés de los investigadores, al contacto y al esfuerzo por encontrarles un hogar y un trabajo, es algo extremadamente discutible [2].

Un número pequeño de psiquíatras ingleses todavía usa el LSD en la psicoterapia, y existen algunos más que desearían usarlo, pero no lo hacen por miedo a que se produzca algún contratiempo o un posible escándalo. Es interesante que uno de los doctores que utiliza la droga es discípulo de Jung; sus pacientes tienen visiones del antiguo Egipto y de serpientes arquetípicas *. La experiencia de una de sus pacientes se ha convertido en un clásico de la literatura sobre alucinógenos, pues ejemplifica magníficamente la capacidad que el LSD posee para traer a la conciencia recuerdos penosos reprimidos y derribar la coraza que custodia estas fuerzas en estado de ebullición. Esta mujer, que a los veintinueve años se sentía muerta, sin fuerzas e inútil, fue sometida a un tratamiento de quince días con LSD. Durante este tiempo se convirtió en una niña de seis años. De día sentía su casa como si fuera el antiguo colegio, y a sus hijos como los compañeros de juego de aquellos tiempos; por la noche, su casa era la casa de su niñez. Tuvo la sensación de que había adquirido—o recuperado—el tamaño de un niño, y cuando cogió la mano del médico y ésta cubrió por completo la suya sintió que la ropa le colgaba como si fueran pañales.

En mi primer tratamiento con LSD tuve la sensación de que una serpiente se enroscaba a mi cuerpo. Me sentí muy enferma y mareada. Entonces empecé a ver caras de serpientes por toda la pared y me vi a mí misma como una serpiente gorda y panzuda que se deslizaba alegremente hacia la destrucción. Me sentí

* En esa misma dirección, cuando Hofman experimentó con psilocibina sintetizada, sabiendo ya que procedía de los hongos usados en los ritos religiosos aztecas, vio a sus ayudantes con la piel bronceada y pómulos salientes, y pensó que su laboratorio estaba decorado con motivos mexicanos.

horrorizada y pensé: «¿La destrucción de quién?» De repente me di cuenta de que era mi propia destrucción, de que me estaba destruyendo a mí misma. Parecía existir una batalla entre la vida y la muerte, una lucha terrible; pero la vida venció. Entonces me vi sobre el molino de la vida: una rueda inmensa que daba vueltas y más vueltas con cientos de personas sobre ella. Algunos estaban en lo alto, yendo confiadamente a través de la vida; otros eran pisados y empujados, pero todavía luchaban por seguir viviendo (me veía como una de esas personas); y después había otros que realmente no podían enfrentarse con la vida e iban siendo aplastados en la rueda. Tuve otra visión de cómo me estaba destruyendo, al continuar esta aventura con un hombre casado... Vino el doctor y me preguntó cómo me sentía y le conté que había serpientes por todas partes. Tenía la sensación de estar en medio de ellas. El doctor me preguntó si esto se parecía a algo que ya hubiera experimentado, y le dije que era un sueño que había tenido cuando niña. Me preguntó si conocía el significado de este sueño y le dije: «Sexo»... Podía ver las serpientes deslizándose por la hierba. Todo el ambiente era como en la época de los incidentes sexuales con los chicos, cuando tenía yo seis o siete años... Tuve una visión de la vida como si fuera un tanque oscuro y tenebroso y me vi sumergiendo cautelosamente las puntas de los pies, primero con un hombre y luego con otro, y algunos de ellos insistían en que me metiera en el estanque con ellos, pero yo siempre retrocedía: precisamente tenía que esperar al hombre apropiado para conocer con él el estanque de la vida.

En el momento crucial del tratamiento recordó una serie de ataques sexuales de los que fue objeto durante la niñez; incluso vio el suelo de la habitación donde se llevaba a cabo el tratamiento alfombrado con las flores y la hierba del bosque donde todo había sucedido.

Otra mujer, a la que siempre «algo le había faltado en la vida, como un sentimiento de no estar realmente aquí, de ser incompleta», se encontró a sí misma, por medio del LSD,

... dentro de una célula de mi subconsciente. Allí había una araña, que ya no era activa, ni aterradora, ni enérgica, sino que más bien estaba cansada, abatida y casi muerta, con un aspecto patético. Junto a la araña había pensamientos y estados de ánimo; y la persona consciente, yo misma sentada en la cama, tenía que aprender, a partir de ellos, una lección. Se trataba de una peculiarísima sensación. Descubrí que mi yo consciente A estaba hablando con mi yo subconsciente B. A estaba aprendiendo y repitiendo la lección, y B se la enseñaba enviando oleadas de ideas y sentimientos. A pronunció estas palabras: «El amor que sentí», y al oír esto B mandó una ola de amor puro que recorrió mi cuerpo. «Las lágrimas que derramé»—y una emoción muy intensa acudió a mi garganta y las lágrimas brotaron en mis ojos—«el dolor»—y sentí un enorme peso sobre mi cuerpo. Al llegar a este punto me sentí confusa... Finalmente lloré porque era incapaz de comprender y aprender mi lección. Salí de mi subconsciente y me senté en la cama a pensar en lo que acababa de suceder. Me di cuenta de que había estado en la célula de la memoria que encerraba la muerte de mi madre, de que en ella estaban las equivocaciones que cometí entonces, y de que podía aprender una lección muy valiosa [3].

El terapeuta comenta que «el LSD proporciona a estas personas (neuróticos obsesivos y melancólicos) una experiencia real y tangible de su propio subconsciente y les devuelve la fe en su propio espíritu». Sin embargo, no se sabe a ciencia cierta en qué medida el éxito se debe a la droga y en qué medida a la preferencia del psiquíatra por trabajar con sus pacientes en estas condiciones. La droga puede incrementar su habilidad para tratar con el paciente, en la medida en que capacita al paciente para encontrarse a sí mismo.

Pasado el primer entusiasmo hacia la droga como una panacea, su uso se limitó a un reducido grupo de enfermos. Cohen redactó una lista de casos en los que es conveniente utilizarla:

personas que sufren a causa de una conciencia excesivamente estricta, aquellos que han perdido la confianza en sí mismos y el amor propio, y aquellos que son incapaces de superar el dolor de perder a un ser querido. Es asimismo recomendable en las depresiones debidas al medio ambiente, en personas incapaces de encontrar un sentido a la existencia y en gentes que padecen de ansiedad, pasividad o agresividad.

Pero Cohen señala que el LSD no hace más que romper las defensas establecidas en la mente desde la infancia, permitiendo que la conciencia penetre en el inconsciente; queda todavía un largo período de reeducación antes de que se pueda decir que el paciente está curado. El LSD sólo puede ser un medio para derribar la coraza, y los cambios que provoca en las personalidades normales están sólo a un nivel superficiel: «Es algo bien conocido que una terapia corta con LSD es una cura de superego y que cambia sólo las actitudes y valores del paciente», pero no lo que éste hace con ellos [4].

Cohen desaconseja el uso del LSD en los casos del eterno adolescente, de personas extremadamente deprimidas, de histéricos y de paranoicos. El LSD exalta los síntomas esquizofrénicos y puede hacer que una esquizofrenia aún no declarada aparezca. Pero estas reglas son poco definitivas. Otro terapeuta inglés tenía en tratamiento a un esquizofrénico que creía haber muerto a los doce años; al cumplir los veinticinco pensaba matarse. Había sido tratado durante dos años sin éxito alguno. La víspera de su cumpleaños se le administró una gran dosis de LSD; existía el peligro de que se matara, pero, en todo caso, ya había resuelto hacerlo. En vez de eso, a la mañana siguiente vino a la consulta lamentándose de que no se le hubiera suministrado esta droga años antes. Pero en la historia de la terapia con LSD deben existir varios episodios no escritos como el que a continuación se describe. El paciente, de personalidad esquizoide, mostraba ansiedad crónica; como había sido psicoanalizado sin éxito, se le administraron 25 mcg. de LSD. «En las horas que siguieron, el paciente no cesaba de repetir: 'Ahora lo veo todo', pero se negó a comunicarse con el terapeuta. Tres días después se cortó las muñecas con una cuchilla de afeitar. La depresión fue disminuyendo lentamente y finalmente salió del hospital sin haber experimentado ninguna mejoría esencial» [5].

Los peligros derivados del LSD son reales, pero probablemente se exageran. Fundamentalmente consisten en alteraciones de la personalidad, alucinaciones prolongadas, psicosis, intentos de suicidio, toxicomanía, envenenamiento y suicidios efectivos. Examinaremos a continuación la realidad de estos peligros.

En general, todo depende de la inestabilidad previa del sujeto, que tiende a intensificarse si el ambiente que le rodea durante la experiencia es poco apropiado. Después de todo, una de las principales razones para tomar LSD radica en las alteraciones que produce en la personalidad. Las personas maduras y bien organizadas que han tomado la droga generalmente afirman que han ganado con ello; son más realistas en sus relaciones y más perceptivos y maduros [2]. Los *tests* sobre actitudes muestran una reducción general del dogmatismo y una mayor tolerancia hacia las opiniones diferentes de la propia y, en las personas angustiadas, una mayor serenidad. El efecto del LSD se mantiene al nivel más superficial sin trastornar el núcleo de la personalidad, de manera que las personas que después de tomar el LSD en buenas condiciones muestran cambios repentinos de carácter se parecen a aquellas que sufren repentinas conversiones religiosas; ambas presentan un equilibrio precario en sus fuerzas psíquicas.

Tomar el LSD con asiduidad—aproximadamente una vez a la semana—parece producir en algunas personas un estado de alegre indiferencia.

La euforia e indiferencia que tan frecuentemente acompañan al uso continuado de la droga parecen ser un hábito (*sic*) en las personas que toman drogas cada una o dos semanas. La persona que muestra esta euforia como resultado del uso repetido de la droga puede ser intelectualmente capaz de prever los problemas futuros, pero no está en disposición de preocuparse lo bastante por ellos y de actuar en consecuencia. Al observador le parece que la ansiedad global y los mecanismos inconscientes de defensa ya aprendidos se reducen lo bastante como para requerir defensas conscientes (*sic*). Es como si la droga anulara el miedo tanto real como neurótico y la ansiedad ante la vida. La persona considera valioso este efecto general porque la mayoría de los peligros y perplejidades que se esperan de la vida no se materializan nunca, y, por consecuencia, se siente segura y mucho más libre de la ansiedad; incluso puede sentirse realmente eufórica. Desgraciadamente, cuando surge un problema real puede sentirse lo bastante desligado como para no intervenir en lo que un observador exterior consideraría para él de la máxima importancia [6].

El comportamiento de los norteamericanos que hacen proselitismo con el LSD parece confirmar este punto de vista: un hombre fue condenado a permanecer largo tiempo en prisión por contrabando de media onza de marihuana; cinco semanas después de cumplir esta sentencia se registró su casa y se encontró más marihuana [7].

Pero uno se pregunta cuál es la parte que corresponde a los efectos de la droga y cuál a una personalidad que prefiere librarse de los temores de autoconservación o que muestra el espíritu autodestructor tan característico de las personas que dependen de otras drogas. Pero este tipo de conducta no se limita a los consumidores de LSD. Cuando Cristo preguntó a sus discípulos: «¿Por ventura la vida no vale más que el alimento, y el cuerpo más que el vestido? Poned los ojos en las aves del cielo... No os preocupéis, pues, por el día de mañana...» [8], su euforia y desapego del mundo pueden haber alarmado de la misma forma a sus parientes. Antes de culpar a la droga de la situación actual, debemos también preguntarnos por la personalidad que está dispuesta a tomar la droga una vez a la semana y durante largos períodos de tiempo. Esta conducta no parece normal. Yo, sin duda, haría cualquier cosa antes que eso; e incluso aquellos que han tenido experiencias extáticas no siempre desean repetirlas. Uno de los sujetos observados por Cohen, que había tenido «una maravillosa experiencia», dijo cuando le ofrecieron otra dosis:

> No creo que vuelva a tomar la droga, al menos por ahora... He pasado un día espléndido. Quizá no deberíamos pedir más que un día como éste en toda la vida [4].

La situación en la que se realiza la experiencia con LSD afecta profundamente al resultado, incluso más que tratándose de otras drogas. Cuando nos encontramos, como en América, con personas serias, intelectuales y rebeldes, que utilizan la droga como cimiento de un grupo cerrado, similar en cuanto a su atmósfera a una secta religiosa también cerrada, es difícil distinguir entre los efectos sociales y los efectos producidos por la droga, o decidir cuáles de ellos no son deseables.

Un problema que surgirá frecuentemente en Inglaterra, donde el uso del LSD parece no estar tan bien organizado como entre algunos grupos de América, será la influencia de un medio adverso en la experiencia de tomar drogas. Es poco probable que el consumidor clandestino pueda tomar la droga en compañía de personas que entiendan lo que le ocurre y que estén dispuestas a tranquilizarle al respecto. Es como si alguien le vistiese con un traje de buzo y le arrojase al agua en alta mar sin enseñarle a manejar las válvulas. Incluso en situaciones clínicamente preparadas, el desenlace de la experiencia con la droga es incierto.

Si se administra el LSD en frías condiciones de laboratorio, mientras ayudantes impersonales colocan electrodos, toman muestras de sangre y realizan un número indeterminado de distintas y extrañas tareas, y si el sujeto tiene la impresión de que se volverá temporalmente loco y los observadores no le proporcionan ni apoyo ni tranquilidad, el resultado será con probabilidad un estado psicótico [4].

Otro investigador afirma acerca de las aplicaciones clínicas del LSD:

Probablemente sería bastante fácil inducir a los sujetos a una conducta de tipo psicótico si se les pusiese en una situación de mayor tensión y se les hiciese sentirse más inseguros [9].

Poco después, y como para probar lo anteriormente dicho, un colaborador robó y tomó en secreto 200 mcg. de LSD; hicieron falta dos años para curar la psicosis subsiguiente. Es posible que los casos de muchas personas con problemas por uso clandestino de alucinógenos se parezcan al de una estudiante americana de veintiún años que tomó doscientas cincuenta semillas de dondiego y acudió al hospital llorando, escindida psíquicamente y diciendo que creía que iba a volverse loca. No tenía alucinaciones, y los efectos pasaron después de seis horas. El psiquíatra que la examinó comenta que tenía «una personalidad histeroide con profunda e insatisfecha necesidad de dependencia. A pesar de que insistió en que había tomado las semillas simplemente por aburrimiento, es preciso notar que este episodio unió a sus padres, que estaban divorciados, a fin de ayudarla» [10].

Es probable que el uso clandestino del LSD resulte particularmente atractivo para gente inteligente, artística y desordenada, a la que no se puede llamar loca, pero de la que, sin embargo, no puede decirse que esté bien adaptada a la sociedad común. Uno de tales casos es el de una artista americana bohemia que, con anterioridad, había estado cinco años en un hospital por escisión de la personalidad y que después de una docena de experiencias con LSD partió para México para unirse al grupo I. F. I. F. (véase pág. 151) y descubrió que éste se había disuelto antes de su llegada. Sus alucinaciones, que consistían en cortinas de luz enfrente de los ojos y en personas que se descomponían en la calle, duraron hasta cinco meses después de la última dosis.

Una de las pocas tragedias conocidas en la literatura sobre el tema, pero muy citada por los que se oponen al uso ilícito de los alucinógenos, es la siguiente:

Un estudiante de veinticuatro años mascó trescientas semillas (de dondiego), equivalentes a 300 mcg. de LSD, y tuvo fuertes alucinaciones y fantasías de salvar el mundo, que duraron veinticuatro horas, a pesar del uso de sedantes. Durante tres semanas se mantuvo en estado de leve entusiasmo, y luego las alucinaciones volvieron a empezar. Todo tenía doble sentido y en sus oídos sentía un tintineo, como en el estado de intoxicación. Temía estar volviéndose loco y necesitó de nuevo sedantes. Semanas más tarde, se despertó una mañana muy preocupado porque pensó que estaba otra vez desequilibrado; lanzó su coche por una cuesta abajo y chocó contra un edificio a ciento sesenta kilómetros por hora [11]. Desgraciadamente nada sabemos de su historial clínico previo.

Hay una literatura internacional, cada vez más abundante, acerca de los desastres producidos por el LSD: un asesinato reciente en América, un médico suizo que se zambulló extáticamente en un lago y casi se ahogó, una mujer escandinava que apuñaló a su seductor. Pero, por muy alarmantes que sean estos acontecimientos, parece que son raros en comparación con el enorme número de experiencias controladas o clandestinas con LSD que tienen lugar en el mundo occidental. Una investigación sobre veinticinco mil dosis de LSD administradas a cinco mil personas descubrió que, de entre las personas normales escogidas para experimentos de laboratorio, sólo un 0,08 por 100 de los casos tuvieron alucinaciones de duración superior a las cuarenta y ocho horas, y que ninguno de estos sujetos se suicidó o intentó suicidarse. De entre los pacientes con trastornos psíquicos a los que se trató con LSD, el 0,18 por 100 tuvieron alucinaciones de más de cuarenta y ocho horas, el 0,12 por 100 intentaron suicidarse y el 0,04 lo consiguieron. Frecuentemente, el suicidio ocurrió muchas semanas después y fue causado por la profunda decepción del paciente ante el fracaso de la droga como instrumento de curación[12].

Los autores de este escrito comentan en otro lugar:

> Es sorprendente que una experiencia psicológica tan profunda deje tan pocas veces residuos adversos. Esto puede apoyar la afirmación de que los mecanismos psicológicos homeostáticos encargados de manejar tensiones agudas son más elásticos de lo que comúnmente se cree[13].

Otra investigación demostró que era posible predecir fácilmente las reacciones desfavorables al LSD sobre la base de breves entrevistas previas a la administración de la droga. Una típica reacción paranoica fue la de un hombre casado, de veintiocho años, que se había quejado durante la entrevista de que cierta camarilla de su empresa conspiraba contra él y se oponía a su ascenso. Consideraba que su superior inmediato era áspero e injusto. Insistía en que le administraran la mayor dosis posible de LSD. Después de tomar la misma cantidad que los demás sujetos se puso arisco, se negó a cooperar, miró a todo el mundo con indignación y respondió a las preguntas oculta y evasivamente. Al día siguiente dijo que los demás pacientes y los experimentadores estaban confabulados en una conspiración para dominar el mundo. Uno de los médicos con perilla y vestido con un uniforme marciano era el cerebro rector. Bajo el efecto de la droga podía distinguir a los miembros de la conspiración por las arrugas de su cara. Pensó que la comida que se le había ofrecido estaba envenenada, y oyó—lo que es raro en estados inducidos por LSD—voces que le decían que «no se saliera de la fila». Restos de este sistema de delirios permanecieron en su mente hasta dos días después de la experiencia [15].

Para recapitular: la literatura científica sugiere que cuando el LSD se administra en condiciones apropiadas, es normal que sólo sufran consecuencias negativas aquellas personas cuya inestabilidad era ya previamente detectable. Los riesgos de crisis esquizofrénica grave o de suicidio son probablemente muy pequeños, y, desde luego, no superiores a los que aceptamos en la vida cotidiana o en numerosos deportes. Tomada clandestinamente, la droga puede muy bien ser peligrosa, porque la gente inestable se siente atraída hacia ella y porque las experiencias a que da lugar pueden producir culpabilidades inconscientes y temores que los sujetos no pueden manejar por sí mismos. Cohen y Ditman señalan que la mayoría de las reacciones paranoicas se producen entre personas que consiguieron la droga en el mercado negro.

Es curioso constatar, como hace Cohen, que la gente que *administra* LSD, cuando las condiciones no son buenas, puede muy bien sufrir más que aquellos que la han recibido.

> Después de un contacto intensivo—aunque a veces demasiado breve—con las drogas, algunos (terapeutas) han entrado en una crisis psicótica o han adoptado ideas megalomaníacas. Se conocen depresiones graves en las cuales estos factores jugaron un papel. Algunos médicos se han encontrado en dificultades legales (esto ocurrió antes de que el LSD en sí fuese ilegal en EE. UU.) a causa de prácticas antisociales. Estos hechos impresionan, sobre todo, teniendo en cuenta el número relativamente pequeño de médicos americanos que utilizan los alucinógenos [4].

Un psiquíatra inglés que utilizaba mucho el LSD lo abandonó parcialmente porque «suministrar la droga de una manera responsable presenta incluso mayores exigencias que tomarla» [16].

El riesgo de que la droga produzca toxicomanía y cree habituación física es completamente nulo. Esto se demostró en Lexington por medio de un experimento muy cuidadoso en el cual se administraron dosis crecientes de LSD durante un período de tres semanas a un grupo de negros ex morfinómanos, cuya sensibilidad al LSD se comparaba con unos controles fuera de la prisión. Después de los primeros días desaparecieron las alucinaciones, los delirios y la confusión que habían experimentado al principio; y al término del período previsto prácticamente todos los signos fisiológicos de dependencia de la droga se habían desvanecido. Al final se les administraban 180 mcg. diarios en un vaso de agua; el último día no pudieron darse cuenta de que la dosis contenía sólo agua. En el plazo de tres días se restableció su sensibilidad al LSD. Se administró entonces a un sujeto la dosis de 180 mcg., que antes había tomado con tranquilidad: «Estuvo muy angustiado, sintió que recibía un shock eléctrico, que su cuerpo se encogía e hinchaba, que sus manos tenían dedos de más y que las paredes eran una masa de colores vacilantes, que se moriría o que se volvería loco» [17].

Es decir, que a pesar de que tanto los efectos del LSD como los de la heroína disminuyen con el tiempo, en el caso del LSD es imposible restablecerlos mediante nuevas dosis; el cuerpo se hace completamente insensible a la droga y no hay incentivos para la habituación física, en el sentido ordinario de la expresión.

Este resultado, sin embargo, no excluye la posibilidad de la habituación. Este estado parece ser ligeramente distinto de la habituación a otras drogas, ya que es raro que la gente lo tome más de dos veces por semana (una dosificación más frecuente no produce efecto, porque la sensibilidad a la droga se pierde) y el estado inducido por el LSD se elige como una experiencia preferible más que como una alteración del estado consciente ordinario.

En el hombre no se ha podido demostrar que el LSD sea tóxico. Se han llegado a tomar sin peligro dosis de 1.500 mcg., aunque los efectos no son agradables. En los animales, la muerte se debe a parálisis respiratorias; y en comparación con el hombre son necesarias dosis aún más gigantescas [18]. Los niños, sin embargo, parecen más sensibles a la droga, en parte porque su peso puede ser tres o cuatro veces menor que el de un adulto, incrementándose de esta forma la dosis relativa. Mientras escribo esto, una niña norteamericana de cinco años está en un hospital por haber ingerido un terrón de azúcar de 50 mcg. de LSD que encontró en la nevera de sus padres, y se sospecha que su cerebro esté seriamente afectado.

El uso clandestino del LSD

El LSD no es sólo la droga más poderosa de que el hombre dispone, sino la única de uso ilegal que puede hacerse caseramente en el Reino Unido. La heroína necesita morfina o adormidera proveniente de Asia; la marihuana puede cultivarse en invernaderos, pero con la pérdida de sabor característica de las legumbres cultivadas artificialmente. Solamente el LSD puede ser fabricado por cualquier químico orgánico competente por medio de un equipo fácil de adquirir y en un laboratorio de escuela o incluso en un garaje *. En ciertas circunstancias, según dispone la ley, la manufactura y el posterior uso pueden ser legales. Si continúa la fuerte demanda que actualmente existe, será casi imposible controlar la droga, puesto que no sólo puede fabricarse fácilmente, sino que es todavía más sencillo esconderla o importarla. Las consecuencias de estos hechos se tratan en el capítulo 11.

El uso clandestino del LSD en Inglaterra es relativamente nuevo, y por ello es difícil trazar un esquema general. Por ahora parece que se utiliza en los mismos círculos que la marihuana, y, sobre todo, entre los estudiantes, fascinados por las implicaciones emocionales,

* Esto exige algunas precisiones. El LSD se puede fabricar sin demasiada dificultad a partir del ácido lisérgico, que se puede comprar a los proveedores de productos químicos. Si no es posible comprarlo, el ácido lisérgico puede ser sintetizado por un químico orgánico experto que tenga tiempo y equipo para dedicarse al problema. Puesto que el precio de 30 chelines para la dosis de LSD es 600 veces superior al precio de la base comercial del que se extrae, esta síntesis puede parecer atractiva y factible para una operación bien organizada del mercado negro.

intelectuales y artísticas de la droga, y, como un suplemento entre la población flotante, beatnik y ávida de cualquier clase de drogas, de Londres, Bristol y Edimburgo.

Transcribo a continuación las declaraciones de un escultor de veinticinco años que vivía con sus padres en una casa extraordinariamente limpia y semiindependiente en Hemel Hempstead cuando le entrevisté: «Este lugar es demasiado árido. Estuve seis meses esculpiendo en Londres y luego intenté trabajar en Bristol, donde existe un gran ambiente de drogas. Pero son sólo una pequeña pandilla de zánganos que se reúnen en un café donde hay bolos y un negro mascando chicle, con un aspecto tal de documental americano que provoca risa. Sólo había allí un chico que realmente destacara, Steve, un séptimo hijo de un séptimo hijo; todo se iluminaba cuando él llegaba. Pero el ambiente era tan aburrido que me vine a casa. Voy a conseguir este verano un empleo en la central de energía nuclear de Dungenes. Ganaré treinta y tres libras a la semana; esto me bastará para pasar el verano.»

Es un hombre alto, con buen tipo y cara colorada. Lleva una camisa llamativa color azul prusia con flores naranjas y bermejas. Después de mi propia experiencia con LSD, me bastó ver la camisa para comprender que proclamaba a gritos la droga. Sus dedos se agitan suavemente como anémonas. Es persona locuaz y con completo desinterés por todo lo que no sea él mismo; tiene el pelo rizado, que por atrás se le levanta de la misma forma en que acostumbraban a peinarse los chicos «mod» de hace un año. Hay algo sorprendentemente LSD en él: los colores intensamente fuertes, con perfiles retorcidos como en una animada pintura *jugendstil* de fin de siglo.

«Estuve cuatro años en la escuela de arte de St. Albans y un año en la de Berlín. Era un lugar maravilloso, diez veces mejor que cualquier otro. Lo malo es que me puse a dar clase un día a la semana, como hace la mayoría de la gente. Pero no hay razones para ser pobre, de manera que tenía que ganar dinero. Después de cierto tiempo, uno empieza a apreciar las cosas que puede comprar y automáticamente necesita más dinero. Yo realmente no me adapto a la sociedad. Mire lo que han hecho con Inglaterra en los cincuenta últimos años. Es tan fea... Las manifestaciones de nuestra cultura son muy poco atractivas.» Miramos a través de la ventana de su dormitorio el paisaje de Hemel Hempstead, ondulando sobre las colinas de Hertfordshire.

«No estoy muy interesado en la realidad exterior y racional. Estaba leyendo este libro sobre arquitectos constructivistas, pero es aburridísimo. Me intereso más por—cómo se llama—la realidad interior psicótico-simbolística. Es mucho más apasionante. Me gustan las experiencias con LSD porque poseen una realidad superior.»

«El inconveniente de estos viajes consiste en las necesidades psicológicas. Yo, por ejemplo, necesito ser amado. Conseguí a esta chica, con la cual podía dormir después y a la cual podía recurrir cuando necesitaba apoyo. Se queda uno aterrorizado cuando, bajo los efectos de la droga, se ve uno incapaz de tratar con las cosas. Ahora estoy seguro de que puedo afrontar cualquier situación, pero esa gente que va por ahí cometiendo asesinatos con LSD es un poco preocupante.» (Ríe.)

«Pero yo he vivido esa situación. Tuve un amigo que quería matarme. En realidad, me gustaba la idea. Las escenas que veo son fantásticas; las traiciones y falsedades. ¡Pierdo todos mis amigos!»

«Una vez tomé LSD por la mañana y me fui a pasear por Londres. Lo asombroso de ese día fue que me comportaba como un turista, aunque no por mi aspecto, sino por la manera de andar, ya sabe, como lo hacen los turistas. Todos los edificios eran fantásticos.»

«Antes de haber empezado a tomar el LSD me quedaba absorto ante mi escultura, absorto ante el problema de colorearla. Sólo podía hacer colores vagos y débiles. Ahora es tan sencillo, no sé por qué me preocupaba tanto antes. Las coloreo exactamente como si fueran animales vivientes. Es muy fácil.» Mostró entonces una bola verde de poliestireno ligeramente achatada que tenía media docena de agujeritos. «Esto es un satélite. ¿No es fantástico? Esa chica. Una vez, cuando estaba con LSD, la vi como Kathy MacGowan [una famosa locutora joven de la televisión] con unos dientes cómicamente secos. Tenía un aspecto extrañísimo.»

«El problema de los drogados consiste en que todo está chisporroteando y saltando dentro de sus cabezas, pero son incapaces de concentrarse y sacárselo de dentro. Es terriblemente frustrante. No soy demasiado partidario de las drogas, y supongo que es porque un artista necesita estar controlado. Existe otro problema para los drogados, y es que sólo piensan en la droga; no se interesan por la gente, a menos que sean personas que les ayuden a conseguirla. Pero saben mucho acerca de sí mismos; por ejemplo, si usted trata de dejar de fumar, le suceden todas esas pequeñas cosas del tipo de pasar por las pastelerías y por los estancos y todo lo demás. Pues bien, el drogado conoce todo esto, sólo que con una intensidad cien veces superior.»

«La primera experiencia la tuve en Alemania, en un frondoso bosque de pinos. Tomé un gran terrón de mezcalina y me fui a pasear por el lago hasta sentir los efectos. Uno está asustado, pero no sabe bien de qué; se pueden notar todos los nervios, debajo de las uñas de los dedos y detrás de los dientes. Es como una primera experiencia sexual aterradora, sólo que mucho más terrible. Entonces me dirigí hacia una torre que estaba sobre la colina—¡es típico!—sin darme cuenta de lo lejos que estaba. Entonces oscureció [hace un gesto hacia abajo con la mano], ¡y por Dios que jamás había visto oscurecer tan de prisa! Me vinieron al recuerdo todos los cuentos de hadas, de la Cenicienta y del lobo feroz de los bosques. Estaba aterrado, nunca había tenido tanto miedo. Pero tenía la sensación de haber estado allí antes, supongo que como en las pesadillas. Era sumamente extraño el que este sentimiento fuese tan bien conocido.»

«Como le digo, durante cierto tiempo solía viajar tres veces a la semana; pero ahora he perdido interés. Mi último lote de LSD se lo di a un fulano, supongo que porque nunca había tratado de que se lo diera.» Mi entrevista daba la impresión de esa concentración desconectada, ligeramente irritada respecto a sus propios procesos internos típica de los artistas jóvenes o de las esquizofrenias leves.

Es interesante constatar que estos tiempos en los que la gente se aparta de la religión y de las experiencias místicas socialmente aceptables, tomar la droga se ha convertido en un problema importante. Por primera vez en nuestra historia no existen mecanismos que relacionen lo sobrenatural, las visiones y los éxtasis con la vida ordinaria. Por el contrario, todos estos fenómenos se entienden como síntomas de una enfermedad. Es posible que la juventud use LSD, marihuana y anfetaminas, de acuerdo con su educación, personalidad y situación, en una tentativa de llenar el vacío interior producido por las formas de vida del siglo veinte.

El uso clandestino de alucinógenos en América está mejor documentado. En Nueva York sigue los patrones de la marihuana; esto es, se lleva a cabo en grupos sociales más o menos cerrados. Las personas activamente asociadas a estos grupos parecen ser poco homogéneas, quizá por el hecho de que la droga es más nueva. En algunas fiestas con LSD «todo el mundo está sentado y esperando que suceda algo, como en la noche de fin de año». En otras hay un ambiente solemne y religioso. Por último, en otras se producen orgías sexuales, porque «si acaricias el seno de una mujer, la conviertes totalmente en seno...; el orgasmo se experimenta como si uno se derramara totalmente hacia afuera». El mercado negro de los alucinógenos está poco organizado; los amigos se suministran las drogas y cubren sus costes, sin que exista una red organizada de traficantes. El hecho de que estas drogas no creen habituación toxicómana, física, origina una fluctuación de la demanda poco atractiva para los que viven del comercio de tales sustancias, los cuales prefieren la estabilidad del mercado de narcóticos. No obstante, a causa del bajísimo precio de fabricación, del alto precio de venta y de la facilidad de su distribución, se puede prever que el mercado negro de LSD en Estados Unidos e Inglaterra llegará a estar mejor organizado [19].

El uso más estúpido que puede hacerse del LSD consiste en dárselo a un sujeto ignorante. La historia de una joven a la que le pusieron la droga como afrodisíaco en el vaso y se tiró por una ventana de un cuarto piso hacia la muerte, perseguida por animales que le trepaban por los brazos, es probablemente un intento de la propaganda anti-LSD, pero quizá tenga alguna base real. Sin duda, la droga se ha usado a veces para seducir eróticamente o como simple broma. Los periódicos refirieron en abril de 1966 que un grupo de personas que tomaban cerveza en una taberna empezaron de pronto a tener alucinaciones y a comportarse de una forma extraña. Otra chica, que iba a Escocia a encontrarse con sus futuros suegros, tomó una dosis de LSD que le suministró un «médico» londinense justamente antes de partir y sin saber de qué se trataba, y tuvo que soportar un viaje extraordinariamente alarmante y una entrevista dificilísima con los padres de su prometido. La tensión de la experiencia con LSD y el riesgo de psicosis son mucho mayores cuando el sujeto no tiene idea de lo que está pasando. Sin embargo, la víctima posee importantes recursos legales: la administración oculta de la droga puede ser tanto un delito que entra dentro de la competencia de la Person Act * como una falta por la cual un jurado exigiría con seguridad una indemnización muy elevada por daños y perjuicios. Una de estas bromas pesadas que provoca una psicosis puede costarle al bromista tanto como un accidente de coche—quizá treinta mil libras—, pero sin las ventajas de tener un seguro.

* Esta ley, de 1861, castiga a cadena perpetua al que administre o intente administrar «cloroformo, láudano o cualquier otra droga, materia o cosa estupefaciente o dominante» con el fin de facilitar la realización de un delito tal como la violación. Además, esta ley establece que es delito, sancionable hasta con diez años de cárcel, el administrar ilegal o maliciosamente «cualquier otro veneno o sustancia destructiva o nociva» que ponga en peligro la vida o cause graves daños físicos. La Sexual Offences Act de 1966 añade otra salvaguardia: «Es delito el que una persona aplique, administre o sea causa de que una mujer tome cualquier droga, materia o sustancia con ánimo de atontarla o dominarla, a fin de tener relaciones sexuales ilegales con ella.»

Como era de suponer, el uso ilegal del LSD en América casi ha llegado a institucionalizarse. Hay incluso una revista, la *Psychedelic Review* *, que publica algunas veces cosas de notable interés. Existe una multitud de grupos casi religiosos que usan esta droga; el más conocido se centra alrededor de la figura de Timothy Leary, que actualmente se encuentra procesado por uso de drogas y que ha aconsejado a sus seguidores que renuncien a los alucinógenos. Pero la historia del comienzo de su movimiento es interesante. En su libro *Utopiates* [2], R. Blum da cuenta de algunos aspectos. (Debemos aclarar que la mayor parte del libro, dedicado al análisis de cinco grupos de consumidores de LSD, está basado sobre un material tan tendencioso que merece escasa confianza. Las muestras son reducidas, no hay garantía sobre el carácter representativo de las mismas, y las reacciones de los sujetos ante el cuestionario parecen influidas por los puntos de vista de los entrevistadores.)

La primera cosa asombrosa que el libro de Blum pone de manifiesto es que el movimiento LSD es mucho más una reacción—en algunos aspectos bastante parecida a las ideologías de los beatniks y los amantes del folklore—contra las formas americanas de vida que un resultado de la farmacología de la droga. Se observó que

> El LSD lo usan, sobre todo, los profesionales, los intelectuales u otras personas de la clase media, es decir, gente que está en buena posición social, que es respetada y que suele ser conformista... Si el LSD representa para ellos cualquier clase de rebelión, se trata en todo caso de una rebelión tranquila... Un número cada vez mayor de gente desea otros horizontes; y esto incluye, asombrosamente, como lo demuestra la investigación realizada, a personas que han tenido éxito en la sociedad y que han recibido las recompensas que ésta les prometió.

La parte más útil del libro es quizá la referente a la Federación Internacional para la Libertad Interior —I.F.I.F. (International Federation for Internal Freedom)—, con sede en México y destinada a la administra-

* Editada por Psychedelic Book Service, Box 171, New Hyde Park, New York.

ción del LSD en un medio social adecuado. En la primavera de 1963, Leary tuvo como acompañante en esta aventura a Alpert, un psicólogo que había sido expulsado de Harvard por dar a sus alumnos LSD reiteradamente. (Comenta Blum: «La universidad probablemente comprendió que los padres mandaban a los chicos a la facultad para que llegaran a ser licenciados por Harvard, no ingenieros de éxtasis en el I. F. I. F.») El centro se estableció en un hotel en Zihuatanejo, donde veinticinco personas, entre las que figuraban, sobre todo, profesionales y gente de clase media, pagaban doscientos dólares al mes por el hospedaje y la supervisión del uso del LSD. Como parte del experimento de «vida transpersonal», se estableció que los miembros del grupo vigilarían por turnos, y bajo la influencia de la droga, a la comunidad desde una torre construida en la playa. La atmósfera social del centro era deliberadamente «no convencional», es decir: «Los saludos rituales y la habitual cortesía que utilizan los individuos para mantener unas distancias sociales y personales rígidamente predeterminadas estaban casi totalmente ausentes. Los miembros del grupo se interesaban más por los deseos de sus visitantes que por su papel institucional o asignado.»

Había dos sesiones de LSD a la semana, y en el interín la gente hacía lo normal en unas vacaciones en México: nadaban, practicaban el *surf,* paseaban, charlaban, leían y hacían gimnasia rítmica en grupo. El barman dijo que bebían mucho menos alcohol del que se esperaba, y otros miembros del servicio del hotel, interrogados por los periodistas que pululaban por allí, dijeron que había una cantidad extraordinariamente pequeña de actividades sexuales irregulares entre los huéspedes. Se dice que el experimento fracasó porque se negó el LSD a una mujer americana «obviamente loca» que fue allí sin ser invitada; parece que fue ella quien puso en circulación una serie de calumnias contra el centro, en un momento en que el antiamericanismo era un elemento vivo en las elecciones mexicanas. Como resultado de todo esto, el comité y sus invitados fueron expulsados del país.

La aspiración del centro era conseguir un desarrollo de la personalidad a través de la experiencia con LSD, usando como manual el *Libro tibetano de los muertos*[20], comentado en *The Psychedelic Experience*[21]. Este pasaje parece explicar las intenciones de los autores:

Siguiendo el modelo tibetano, llegamos a distinguir tres fases en la experiencia psíquica. El primer estadio, *Chikhai Bardo,* es el de la completa trascendencia—más allá de las palabras, del espacio y el tiempo y de sí mismo. No hay visiones, no hay autopercepciones, no hay pensamientos. Sólo hay pura conciencia y una extática libertad frente a todos los juegos *. El segundo estadio, *Chönyld Bardo,* es bastante largo y envuelve al yo, o realidad externa del juego, en una penetrante y exquisita claridad o en la forma de alucinaciones (apariciones kármicas). El último estadio, el *Sidpa Bardo,* representa la vuelta a la realidad rutinaria del juego y del yo.

Para la mayoría de las personas el segundo estadio (el extático o alucinatorio) es el más largo. Pero para los iniciados, el primer estadio de iluminación dura más que los otros. Para los no preparados, los muy metidos en los juegos, aquellos que se unen ansiosamente a sus egos, y para los que toman la droga en un ambiente no acogedor, la lucha por recuperar la realidad comienza pronto y normalmente dura hasta el fin de su experiencia... Uno de los propósitos de este manual es permitir al individuo recuperar la trascendencia del Primer Bardo y evitar que quede por largo tiempo atrapado en las pautas alucinatorias o dominadas por el ego.

En la cubierta del libro los autores explican la forma en que fueron forzados a abandonar Harvard y comentan, partiendo probablemente de este episodio o de otros similares:

... Los occidentales no aceptan la existencia de procesos conscientes para los que carecen de términos operativos. La actitud que prevalece es: si no es clasificable, si está por encima de las nociones usuales de espacio, tiempo y personalidad, no está abierto a la investigación. Vemos así que la experiencia de la pérdida del ego se confunde con la esquizofrenia. Vemos así que psiquíatras actuales declaran solemnemente que el LSD es productor de psicosis y una sustancia peligrosa[21].

* «Los juegos» son una serie de secuencias de conducta definidas por papeles sociales, ritos, fines, estrategias, valores, lenguaje, localizaciones espaciotemporales características y pautas también características de movimiento. Cualquier conducta que no posea estos rasgos es una conducta de «no-juego»: incluye los reflejos fisiológicos, el juego espontáneo y la conciencia trascendente 21.

Los consagrados a este y otros cultos semejantes han sido criticados:

Entre los efectos de la droga puede señalarse: 1) disociación y separación («los iniciados empiezan a mostrar un cierto relajamiento o superioridad, o una sensación de estar por encima y más allá del mundo normal de la realidad social»); 2) insensibilidad interpersonal («incapacidad para pronosticar por adelantado lo que sería la reacción social a una fiesta con psilocibina»); 3) omnisciencia, ingenuidad religiosa y filosófica («hay muchos datos sobre experiencias místicas profundas, pero su característica principal es la admiración ante la propia profundidad, en vez de una auténtico interés por indagar seriamente sobre la experiencia del género humano en estas materias»); 4) impulsividad («una de las partes más difíciles de la investigación ha sido introducir algún orden en lo que respecta a quién toma psilocibina y en qué condiciones. Todos los intentos de controlar estos aspectos han sido rechazados por interferir la cordialidad y el calor necesarios para tener una experiencia valiosa; o bien, aunque aceptados como deseables, no han sido aplicados porque de algún modo siempre surge una ocasión 'buena' para tener una sesión de psilocibina»)[22].

Es imposible predecir si el uso de los alucinógenos seguirá en Inglaterra la misma evolución que en Estados Unidos. Ciertamente, el uso frecuente y la difusión de la droga son algo que con probabilidad habremos de afrontar, y para entonces será necesario tomar medidas inteligentes al respecto.

10. La cura y el fin de la toxicomanía

La «cura» del toxicómano implica dos problemas, físico el uno y social y psicológico el otro. El primero sólo surge con las drogas que realmente producen toxicomanía, como los opiáceos y los barbitúricos, que dan lugar a alteraciones y dependencia somáticas. Aunque se ha hablado mucho acerca del aspecto somático en la cura de toxicómanos, la cuestión es, en realidad, relativamente poco importante. Tratándose de la heroína y de los demás opiáceos, el problema de reducir la dosis del toxicómano hasta cero se puede resolver de diferentes maneras. Una de ellas es simplemente cortar a rajatabla los suministros y dejar que el drogado luche como «pavo frío» con el síndrome de abstinencia lo mejor que pueda. Aunque este método es rápido y tiene la ventaja de que el toxicómano se encuentra demasiado débil para poder escapar antes de haber superado casi totalmente su dependencia física, se le considera hoy una práctica médica demasiado brutal. Los sistemas de privación gradual de la droga varían de acuerdo con la institución y el médico que los administre, y se subdividen según se emplee o no otra droga sustitutiva. Se ha formado mucho ruido en torno a las «curas de heroína», consistentes en drogas que pueden sustituir a la heroína sin producir una nueva toxicomanía (del mismo modo que en un principio se empleó la heroína para sustituir la morfina), pero parece que no son más que un cómodo expediente; si se usan efectivamente o no, es cosa que carece de importancia en el resultado final. En los hospitales públicos americanos de Fort Worth y Lexington se aplica por vía oral la metadona—un opiáceo sintético y poco activo—en dosis cada vez menores; en otros centros, lo que se hace es ir reduciendo progresivamente la cantidad de la misma droga productora de toxicomanía. Al mismo tiempo suelen suministrarse vitaminas, tranquilizantes y píldoras para dormir por las noches; esto último puede resultar necesario durante algunos meses para combatir el insomnio del ex toxicómano. Sea lo que fuere, durante el moderno tratamiento de la crisis abstinencial no hay necesidad de que el toxicómano sienta más molestias que en una gripe aguda. En las prisiones inglesas el tratamiento a seguir se abandona a la iniciativa del oficial médico, pero lo habitual es ajustarse a los principios generales esbozados anteriormente [1]. De vez en cuando se producen suicidios entre reclusos que han sufrido en prisión el síndrome de abstinencia sin tratamiento médico; los consumidores de drogas propagan mucho este tipo de historias, pero cuando se lleva a cabo una investigación, lo cierto es que suelen ser infundadas.

Cualquier toxicómano que quiera o que pueda ser privado de la droga, bajo vigilancia, durante diez días, conseguirá recuperar su estado metabólico normal. Devolverle unas condiciones físicas razonables puede suponer tres meses más de descanso, buena comida y ejercicio. Sin embargo, la ciencia médica ha llegado aquí a su límite, porque no ha empezado siquiera a atacar el verdadero problema de la dependencia de las drogas.

Como hemos visto en los capítulos anteriores, el que una persona llegue a depender de las drogas—sean éstas o no habituadoras físicamente y productoras de toxicomanía—es el resultado final de muchos años de presiones perjudiciales. Este individuo viene seguramente de un hogar frío y hostil, carece de confianza en sí mismo, no cree en su propia identidad, no ha vivido una vida normal ni ha gozado de las satisfacciones comunes, y sí, en cambio, de las poderosas impresiones de placer que le pueden dar las drogas. El primer problema que sigue a la privación de la droga consiste en que no tiene nada que hacer en todo el día y que no encuentra a nadie con quien charlar.

Cuando un hábito se apodera de una persona, ésta deja de interesarse por las demás cosas. La vida se dirige hacia la droga, hacia la toma inmediata y hacia la próxima. A menudo el toxicómano considera que lleva una vida normal y que la droga es accesoria; no comprende que cuando no se ocupa de la droga se limita a actuar mecánicamente [2].

Y todavía más:

... es como decirle a un hombre afectado de parálisis infantil que corra cien metros. Sin la droga, la cara de Tom adopta una expresión tensa; cuando terminan los efectos de la última toma, muere en él todo su encanto personal. Se convierte en una cosa muerta. Para él, la conciencia común es como un lento desierto en el centro de su ser; su vacío es sofocante. Trata de beber, de pensar en mujeres, de continuar interesado en las cosas, pero su expresión revela la falsedad. El problema central está en la amargura de saber que puede volver a la droga. Le he observado. Al principio está extraordinariamente confiado. Ríe en demasía. Pero pronto queda silencioso, moviéndose con impaciencia al hilo de una conversación, como si estuviera esperando que el hueco del presente sin droga fuera a llenarse milagrosamente. (*¿Qué harías durante todo el día si no tuvieses que buscar una inyección?*) Es como un niño que se muere de aburrimiento, esperando una diversión prometida, hasta que su expresión se hace sombría. Entonces, cuando su cara toma un aire desagradable, sé que ha decidido salir a buscar la droga [3].

Que el sujeto, después de pasar por el síndrome de abstinencia, se mantenga apartado de las drogas es algo que depende sobre todo de su moral y personalidad, que depende a su vez en forma terminante de su relación con el médico. La persona que se dedica con éxito a curar toxicómanos debe combinar las cualidades de un carcelero con la pericia de un cazador de animales salvajes; debe ser amable y, al tiempo, más firme aún que los monomaníacos con los que tiene que tratar. Uno de los doce médicos londinenses que se ocupan de toxicómanos informa que sigue una elaborada rutina preparatoria antes de embarcarse en la reducción de la dosis. Al principio, el toxicómano dispone de una cantidad ilimitada de drogas, con el fin de que su confianza en el médico se afiance y de que se creen vínculos afectivos con él. Se le acostumbra entonces a una dosis fija y luego a una dosis más reducida. Al mismo tiempo se le estimula y ayuda, prestándole incluso dinero si es necesario, a conseguir una casa, a encontrar trabajo, a establecerse, a mantenerse alejado de otros toxicómanos y, en general, a que empiece a aprender lo que es la vida normal. Comienza el tratamiento psiquiátrico:

> La meta... es corregir al máximo los problemas de personalidad, proporcionar al paciente una sensación de firmeza, de confianza y de seguridad en sí mismo y un sentido de responsabilidad en relación con su persona, con su familia y con sus amigos, y también hacia la comunidad, así como reemplazar la sensación de ansiedad e inseguridad por otra de bienestar... Al mismo tiempo me convencí de que la introspección no era suficiente; que se imponía un intento constructivo de controlar y fortalecer la debilidad de una personalidad que había sido conducida al desastre. Incluso a aquellos pacientes jóvenes que habían comenzado a tomar drogas simplemente por curiosidad o por influencia de malas compañías se les hizo comprender que el peligro se debía a desórdenes de la personalidad que debían ser corregidos [4].

Existen tres hospitales en Londres y sus alrededores donde se admiten toxicómanos y se procede a su cura; pero parece que hasta ahora se han hecho pocos intentos para preparar adecuadamente la crisis de abstinencia y—lo que es todavía más importante—para suministrar el apoyo social intenso que necesitan los sujetos después de abandonar la droga. La proporción de éxitos es similar a la de otras instituciones de América y otras partes del mundo: de acuerdo con un informe [5], el 16 por 100 de casos no reincidieron durante siete años; según otro, el porcentaje fue del 10 por 100 [6]. La importancia que se atribuye a la firmeza de carácter y ejemplaridad del terapeuta se ve claramente confirmada por la proporción de éxitos, relativamente más alta, que declaran las monjas anglicanas, en la casa de rehabilitación de Spelthorn St. Mary (cerca de Egham, en Surrey). Este establecimiento acepta toxicómanas y alcohólicas, a las que se anima a permanecer durante algunos meses en la comunidad con objeto de recuperarse después de la crisis abstinencial. Las monjas, a causa de su vocación y de su estabilidad emocional, parecen estar capacitadas para proporcionar un considerable apoyo emocional a sus pacientes, y, frecuentemente, las ex toxicómanas se muestran muy ligadas a aquel lugar. Todos los fines de semana es fácil encontrarse allí a una o dos antiguas pacientes que van de visita, y en Navidades es muy posible que haya más visitantes que pacientes. Otra organización no estatal destinada a ayudar a los adictos es Narcotics Anonymous, fundada hacia finales de 1965 por dos religiosos anabaptistas; esta institución desea adquirir una casa donde los toxicómanos puedan vivir durante y después de la crisis de abstinencia, pero el proyecto todavía está en mantillas y es demasiado pronto para hablar de su éxito o fracaso.

La relativa escasez de toxicómanos ingleses en el pasado ha tenido como consecuencia que no hubiera necesidad, ni tampoco medios, de realizar estudios comparativos acerca de los métodos terapéuticos y de su proporción de éxitos, cosas ambas imprescindibles antes de iniciar cualquier política realista con respecto al problema de la toxicomanía. Como de costumbre, es preciso recurrir a las estadísticas y estudios norteamericanos.

Puesto que ahora el toxicómano americano típico es un negro de veinte años que vive en alguna gran ciudad [7], las investigaciones sobre el particular no pueden ser definitivas para Inglaterra. La cura y el estudio de la toxicomanía se consideran en los Estados Unidos como una responsabilidad de la Administración Federal. Los dos hospitales públicos (ver págs. 33-4) están abiertos a pacientes voluntarios y también a reclusos. Se ha hecho un intento por rehabilitar a ambos tipos de pacientes por medio del trabajo en el hospital. El plazo mínimo de estancia en Lexington para los pacientes voluntarios es, por lo general, de cinco meses. Aproximadamente un enfermo de cada seis es un preso. Una investigación realizada en 1966 sobre cien toxicómanos dados de baja en Lexington en el año 1953, y que abarca, por tanto, un período superior a los doce años, ha puesto de manifiesto varios hechos interesantes acerca de la efectividad de los distintos sistemas de deshabituación. De estos cien sujetos, muchos volvieron a Lexington más de una vez como pacientes voluntarios o como presos después de 1953. Hubo un total de 270 ingresos voluntarios, pero de estos pacientes sólo once permanecieron alejados de las drogas durante más de un año después del tratamiento. Casi el mismo número de toxicómanos consiguieron abandonar la droga por sí solos, soportando en sus casas la crisis abstinencial. El tratamiento que resultó más efectivo fueron las condenas a más de ocho meses, seguidas por un período de libertad vigilada superior a un año; las condenas a las que no siguió este período de libertad vigilada fueron poco más efectivas que el tratamiento voluntario.

> ... las probabilidades de que se produzca una abstinencia significativa tras un período prolongado e involuntario de prisión, seguido por otro de vigilancia también involuntario, son *quince* veces mayores que después de un período de hospitalización voluntaria.

Además, la hospitalización prolongada, debida en general a las indicaciones de los tribunales, produjo una abstinencia más duradera que la hospitalización por poco tiempo.

La importancia del empleo de métodos coercitivos en el tratamiento de toxicómanos parece haber sido subestimada. El autor del escrito comentado dice:

> Los descubrimientos de esta investigación sugieren que puede que los toxicómanos sean diferentes de la mayoría de los pacientes psiquiátricos... En general, no es posible ordenar a los

pacientes psiquiátricos que abandonen sus síntomas, y la hospitalización prolongada lleva a los pacientes más bien hacia una mayor dependencia que hacia la madurez...

Los toxicómanos toleran mal la ansiedad... Con frecuencia observan una conducta autodestructiva, de cuyo carácter perjudicial no son conscientes. Los individuos con tales defensas no suelen experimentar un fuerte deseo consciente de cambio...

La psicoterapia se encamina casi siempre al alivio o corrección de conductas no gratificadoras que provienen de comportamientos excesivos o equivocados. Sin embargo, el toxicómano delincuente ha sido objeto frecuentemente no de una preocupación excesiva o equivocada, sino de *demasiado poca* preocupación por parte de la autoridad. Puede que la tolerancia profesional del psiquíatra perjudique los esfuerzos inmaturos del toxicómano por controlar sus impulsos. Tanto en Lexington como en el Riverside Hospital, de Nueva York, los pacientes piden frecuentemente mayor control y no menor vigilancia. Al mismo tiempo, no existe prácticamente nada que sugiera que el castigo *per se* perjudique o beneficie al toxicómano...* Este necesita a alguien que se *preocupe* por su sinceridad e independencia [8] **.

Los toxicómanos se resisten notoriamente a la psicoterapia ordinaria. Una manera de comprobar la verdad de esta afirmación es observar que el psicoanálisis depende de la comunicación, de la aceptación por parte del paciente del terapeuta como ser humano capaz de influirle verdaderamente. Pero toda la vida del toxicómano está organizada para eliminar cualquier dependencia de los demás hombres; cuando toma la droga es una persona autosuficiente, capaz de crearse sus propias satisfacciones y culpas y de vivir una existencia independiente del mundo exterior y emocionalmente rica. Por tanto, cuando las cosas le van bien, no tiene motivos para intentar comunicarse; cuando él mismo pide un tratamiento, lo normal es que no sea porque quiera liberarse del hábito, sino porque éste no funciona como debiera ***. Es un hombre que ha sido perdedor dos veces y que quiere volver a ser perdedor una

* Los buenos resultados obtenidos por la prisión prolongada en el tratamiento de los toxicómanos, antes señalados, se deben simplemente a que los pacientes habían sido sometidos a una terapia continuada.

** Durante mi entrevista con la autora del escrito citado en la pág. 164, un ex toxicómano que no recibía tratamiento desde hacía varios años telefoneó para contarle que había sido padre. Su hijo tenía apenas una hora. «Este es el tipo de relación que debe mantenerse para ayudar a los toxicómanos», me dijo.

*** Esta idea la debo al doctor Salomón Resnik.

sola vez; no desea dar el paso, mucho más expuesto y peligroso, de dejar de perder totalmente. El paciente psiquiátrico ordinario es en cierto modo como una protuberancia que ofrece muchos ganchos al mundo y al terapeuta, a menudo demasiados; la mejor estrategia del terapeuta consiste en esperar y dejar que su paciente conecte con él como quiera; sin embargo, el toxicómano es como una nuez: lisa y con un caparazón macizo. El único gancho que presenta es su necesidad de drogas, y esta necesidad puede satisfacerse de muchas maneras. Para llegar al toxicómano es imprescindible romper su coraza. Podríamos suponer que lo necesario sería sustituir la coerción de los opiáceos por la coerción de la terapia; en este sentido debe destacarse que los médicos londinenses que tratan a los toxicómanos poseen con frecuencia—en contraste con la mayoría de los psiquíatras—una personalidad fuerte y obstinada [9], y que sus escritos a menudo presentan tonos autoritarios. Sin ir más lejos, fijémonos en el investigador citado anteriormente en la pág. 45.

El otro centro americano—Synanon—que trata con éxito la toxicomanía parece también confiar en la fuerza como factor decisivo. El Synanon es una comunidad informal de autoayuda, formada por toxicómanos y ex toxicómanos y fundada en 1958 por un antiguo alcohólico miembro del Alcoholics Anonymous. Actualmente cuenta con cuatrocientos cincuenta miembros. Un toxicómano que desee incorporarse tiene primero que sufrir la crisis de abstinencia como prueba de su buena fe. Se le pide luego que viva en comunidad durante un mínimo de dos años. Lo más notable del tratamiento son los seminarios —pronunciado «synanons» por un antiguo miembro analfabeto—, en los que los miembros se reúnen en grupos de ocho a diez durante hora y media tres veces por semana. Allí se someten los unos a los otros a la crítica más feroz e implacable, a la burla y al ridículo. Se sigue un sistema de rotación, de manera que todos los individuos acaban por enfrentarse. Dado que uno de los problemas más característicos del toxicómano es su incapacidad para soportar el menosprecio, este descubrimiento diario de que es posible ser criticado y, sin embargo, vivir en términos amistosos con el agresor debe de ser una lección muy saludable. Simultáneamente a esta experiencia catártica (para la que se necesita coraje), se ofrece a los miembros un marco social positivo que comprende profundamente sus problemas. Trabajan y reciben por ello una pequeña cantidad para gastos menudos; además, se les ofrece la posibilidad de ascender hasta formar parte del Consejo de Administración. A las personas que no parecen sacar beneficio alguno de la comunidad se les permite elegir entre ser expulsadas o someterse a un proceso llevado por sus compañeros. Si escogen el proceso y resultan culpables, a los hombres se les afeita la cabeza y a las mujeres se las obliga a llevar una pancarta colgada del cuello que reza así: «Soy una que regresa de la zona crepuscular.» Remedios desesperados remedian enfermedades desesperadas: Synanon tiene este lema: «Ata corto», y afirma tener una proporción de éxito del 50 por 100, lo que representa un porcentaje incomparablemente superior al de cualquier otra institución [10].

A la luz de esto, el segundo informe del Comité Interministerial, curiosamente, dice en el parágrafo 24:

> ... conocemos la obstinación de algunos toxicómanos y tenemos en cuenta la posibilidad de que algunos de ellos no asistan a los centros de tratamiento. Puesto que *el tratamiento compulsivo tiene muy poco éxito* [subrayado del autor], muy poco puede hacerse por esas personas, excepto limitar la posibilidad de suministros clandestinos. Otros pueden tratar de suspender el tratamiento después de haberse embarcado en él; esto puede ser una reacción pasajera causada por lo desagradable de los síntomas de abstinencia. Pensamos que al personal de un centro terapéutico se le deben conferir poderes para retener por la fuerza a un paciente de este tipo durante esta clase de crisis. Pero consideramos que es preciso legislar al respecto [11].

Deshabituar a un toxicómano, incluso por la fuerza, para luego abandonarlo a sus propios medios, es tan inútil como tirar con fuerza de una pierna rota y luego esperar que su propietario salga andando. El Comité Interministerial comprendió que, «a nuestro modo de ver, la situación se podría mejorar mucho si en los centros de tratamiento y en otros lugares se dieran las facilidades necesarias para una rehabilitación prolongada, tanto psíquica como física. Entrar en más detalles sobre esto rebasaría nuestros conocimientos...» (parágrafo 25). Todo lo discutido hasta el momento sugiere la necesidad de remedios mucho más drásticos; en el próximo capítulo trataremos de averiguar cómo pueden lograrse tales finalidades sin enajenar a los toxicómanos ni crear una subcultura aún más virulenta.

Hasta el momento, este capítulo se ha ocupado de la toxicomanía producida por los opiáceos. Las técnicas usadas para apartar a una persona de los barbitúricos son más o menos las mismas, excepto en la reducción diaria, la cual, a causa del riesgo de las convulsiones y de una posible muerte, debe ser más paulatina y prolongarse durante tres o más semanas. Nunca se permitirá al paciente andar solo, y el médico deberá estar siempre preparado para administrarle una dosis de mantenimiento que evite el síndrome de abstinencia [12]. Los demás problemas son básicamente idénticos.

La toxicomanía no tratada

Si un toxicómano no es curado—y pocos lo son—puede asegurarse que tarde o temprano morirá o abandonará las drogas. Pero el daño físico producido por las drogas no es fácil de determinar; las estadísticas son demasiado escasas para poder calcular exactamente la proporción de muertes y suicidios, aun cuando se conociera el número de ciudadanos que están en peligro.

Bewley llevó a cabo una investigación sobre los quinientos siete heroinómanos conocidos por el Ministerio del Interior entre 1954 y 1964. Este examen mostró que, a pesar de haber aumentado por siete el número de toxicómanos desde el principio de la década hasta el final de ella, había una curiosa constante de dos muertes al año [13]. Aunque esto quizá se explica por la juventud de los nuevos toxicómanos, lo cierto es que, partiendo de los datos ingleses, no podemos sacar conclusiones útiles acerca de la morbidad por causa de la heroína. Un reciente estudio americano siguió a los toxicómanos de Kentucky dados de baja del hospital de Lexington entre 1935 y 1959. (La edad media de estos pacientes al darles de baja era de cuarenta y dos años, y todos concordaban con el modelo antiguo o sudista de toxicomanía (ver página 34); en Inglaterra los casos se aproximan más al modelo moderno, y, por tanto, estos resultados deben considerarse con cierta precaución.) La proporción de muertes en los toxicómanos masculinos mayores de veinticinco años era 2,7 veces mayor que en los casos normales; pero en las toxicómanas apenas difería de lo normal [14], lo que representa un nuevo argumento en contra de la teoría del sexo débil. En Formosa, entre 1901 y 1935, la proporción de muertes entre los opiómanos dados de baja era también 2,7 veces superior a la del resto de la población [15]. Esta es una tasa de mortalidad muy notable, a la que contribuyen la enfermedad, el asesinato, el suicidio y los accidentes; pero los cálculos de este tipo no pueden indicarnos si la causa ha sido el uso de la droga o si el uso de la droga, por así decirlo, seleccionó a unos individuos particularmente débiles, anormalmente predispuestos a los males de este mundo. También es concebible pensar que los toxicómanos morirían antes si no estuviesen apaciguados e inmovilizados durante una gran parte de sus vidas.

Normalmente, se piensa que en el caso de la heroína la toxicomanía termina inevitablemente con la desintegración del toxicómano y con su muerte. Es probable que esta idea sea producto del folklore más que de los hechos. Winick, en dos trabajos importantes, ha investigado la evolución de la relación entre el toxicómano y los opiáceos y la posibilidad de que estas drogas desarrollen un proceso autolimitativo. Afirma, sorprendentemente, que para las dos terceras partes de los toxicómanos el uso de opiáceos es un proceso que abarca una parte de sus vidas comparativamente breve. Al examinar los archivos del Departamento Federal de Narcóticos correspondientes a siete mil doscientos treinta y cuatro toxicómanos que en 1955 estaban en activo, pero que no fueron inscritos

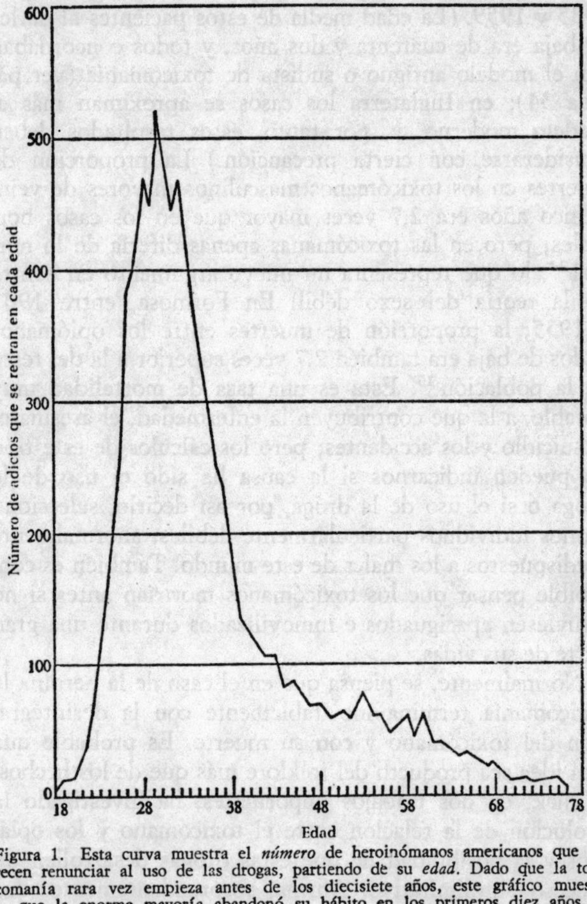

Figura 1. Esta curva muestra el *número* de heroinómanos americanos que parecen renunciar al uso de las drogas, partiendo de su *edad*. Dado que la toxicomanía rara vez empieza antes de los diecisiete años, este gráfico muestra que la enorme mayoría abandonó su hábito en los primeros diez años.

en 1960, descubrió que la duración media de una toxicomanía es de 8,6 años. Los análisis mostraron que la toxicomanía se extiende en general desde los veinte años hasta los treinta y cinco más o menos. El gráfico reproducido en la figura 1 muestra que una gran mayoría de toxicómanos abandonan la droga después de haberla usado durante un período muy corto. Una curva aún más interesante, la figura 2, pone de manifiesto la relación existente entre la duración de la toxicomanía y la edad en que comienza. Se han omitido los casos en que la toxicomanía duraba más de dieciséis años; pero para la mayoría de los toxicómanos parece que el tiempo de uso de la droga

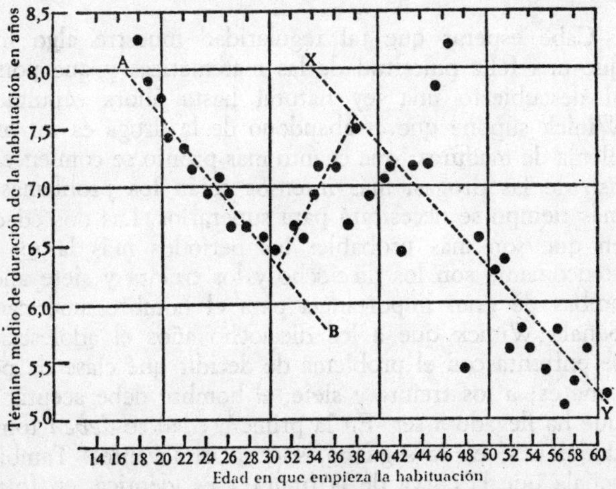

Figura 2. Aquí se ha comparado la *duración* media de la toxicomanía con la *edad* a la que han empezado a usarse las drogas. Las líneas AB y XY parecen determinar dos tipos diferentes de toxicomanía. En cada una de ellas, cuanto más tarde comienza la toxicomanía, menos dura. El gráfico sugiere que los toxicómanos van madurando y abandonando la droga de una forma o de otra. Ambas curvas se hacen según los datos de Winick 16.

se relaciona de forma muy directa con la edad en que comenzaron a tomarla. Cuanto más pronto se empieza, más tarde se termina. Esto sugiere también que existen dos grandes grupos de toxicómanos: el «adolescente» y el de «mediana edad», que quizá corresponden a los modelos moderno y antiguo de toxicomanía. Que el tiempo de dependencia se reduzca por comenzar más tarde es algo que resulta en extremo consecuente; presenta una correlación de 0,95 en la línea del adolescente y de 0,80 en la otra. Los puntos intermedios son el porcentaje entre ambas. Las curvas son tan regulares que Winick deduce unas simples fórmulas para predecir la duración posible de la habituación de un individuo:

Si D = duración de la toxicomanía, y e = edad
para los que están entre los 19 y los 35 años
$D = 10{,}09 - 0{,}126e$
para los que están entre los 38 y los 60 años
$D = 11{,}58 - 0{,}107e$

Cabe esperar que tal regularidad muestre algo más que una feliz pulcritud de las matemáticas y que ponga al descubierto una ley natural hasta ahora sepultada. Winick supone que el abandono de la droga es un problema de madurez; que cuanto más pronto se comience el uso de las drogas, más intensos serán los problemas y más tiempo se necesitará para superarlos. Las dos edades en que son más probables los períodos más largos de toxicomanía son los dieciocho y los treinta y siete años, ambas de gran importancia para el hombre americano. Señala Winick que a los dieciocho años el adolescente se enfrenta con el problema de decidir qué clase de persona es; a los treinta y siete, el hombre debe aceptar lo que ha llegado a ser. En la primera edad se *deben* tomar decisiones; en la segunda, son ya irrelevantes. También señala que la curva de la figura 1 es idéntica, en forma y distribución, a la curva de curación de los psicóticos, y muy similar a la de reincidencia entre los delincuentes juveniles. Es posible que las drogas, la delincuencia y la psicosis sean formas diferentes de afrontar los mismos problemas [16]. Pero antes de seguir esta línea de pensamiento, es necesario considerar algunas críticas que pueden hacerse al trabajo de Winick. La investigación descansa sobre dos supuestos principales. Primero, que un toxicómano ingresa inevitablemente en los archivos del Departamento Federal—como éste pretende—dentro de los cinco años siguientes al comienzo de su hábito; sin embargo, no hay evidencia independiente que apoye esto. Segundo supuesto, que quien no figura en el archivo no es toxicómano.

A primera vista podría suponerse que el alto porcentaje de muertes señalado por O'Donnell y Tu significa que todas las bajas del archivo se producen por muerte. Partiendo de los supervivientes de Winick, y usando la tasa de mortalidad 2,7 veces superior a la normal, se descubre que sus más de cuatro mil toxicómanos serían, a partir de sus cálculos, el resto de un número de consumidores iniciales superior en conjunto a la población entera de los Estados Unidos. Reduciendo estas deducciones *ad absurdum,* el toxicómano citado, que había consumido drogas durante cincuenta y seis años, sería el superviviente de ciento ocho millones de toxicómanos en 1904, cuando la población del país apenas alcanzaba los cien millones. Aunque una tasa de mortalidad 2,7 veces superior a la normal parezca ser exagerada, estas objeciones no pueden marginarse tan fácilmente. O'Donnell * comenta en una carta al autor que el trabajo de Winick suscita preguntas en vez de respuestas:

> El hecho de que no se tengan noticias de un toxicómano durante cinco años puede significar que ha muerto, o que oculta con éxito su uso clandestino de narcóticos, o que está usando ahora narcóticos legalmente obtenidos (y, por tanto, no consta en el archivo de toxicómanos activos del Departamento), o que ha estado en prisión a partir del ingreso en el archivo y, por lo tanto, no ha podido ser inscrito de nuevo. En los ejemplos de Kentucky, todas estas posibilidades se dan en la mayoría de los casos. Solamente cuando se les ordene y clasifique podremos saber cuántos toxicómanos del grupo original están ahora retirados. E incluso la maduración tampoco puede ser tomada como explicación de la abstinencia; en el Hospital de Kentucky esta abstinencia parecía deberse, sobre todo, a la imposibilidad de conseguir narcóticos y, frecuentemente, los que habían dejado los narcóticos se pasaban al alcohol o a los barbitúricos.

En resumen, el estudio de Kentucky no proporcionó ningún apoyo a la teoría de Winick. A pesar de esto, no deduzco que su teoría sea incorrecta, porque la muestra de Kentucky es muy diferente de la que él utilizó. Es necesario llevar a cabo un

* John A. O'Donnell, doctor en Medicina, es jefe de la División de Ciencia Social en el Centro para la Investigación de la Dependencia de las Drogas del Instituto Nacional de la Salud Mental, en Lexington, Kentucky.

estudio prolongado acerca de los toxicómanos dados de baja de los archivos, de manera que se pueda calcular la importancia relativa de los diversos factores mencionados anteriormente, los cuales pueden explicar por qué no han sido inscritos otra vez estos sujetos en el intervalo de cinco años.

Si intentamos aplicar estos resultados a Inglaterra, no debemos olvidar que son muy pocos los toxicómanos que tienen realmente acceso a los opiáceos y que, por tanto, muy pocos son los que han desarrollado a fondo el hábito físico. Quizá sea más exacto decir que la mayoría de los toxicómanos americanos sólo se encuentran en estado de dependencia de las drogas, al revés que los toxicómanos ingleses, los cuales, al disponer de heroína pura, pueden desarrollar hábitos realmente poderosos que reducen su libertad de acción de una forma muy notable (ver página 189). Pero en Inglaterra no es raro que individuos que toman hasta medio gramo diario abandonen el hábito. Durante mis propias indagaciones casuales, me enteré de que nueve personas lo habían hecho.

Claramente no existen pruebas suficientes para afirmar con mínima seguridad, o bien que los toxicómanos usan los opiáceos durante un tiempo y luego los abandonan cuando las necesidades emocionales han desaparecido, o bien que se encuentran atrapados y sujetos por la droga en contra de su voluntad. Es imprescindible hacer más investigaciones; aquí sólo podemos especular sobre las consecuencias de la interpretación de Winick.

Uno se pregunta si es de alguna utilidad tratar de «curar» a los toxicómanos simplemente retirándoles la droga, sin que medie una previa preparación. Es posible que la proporción normal de un 10 por 100 de personas curadas por este método se deba simplemente al hecho de que, de cualquier modo, tales pacientes hubieran terminado por retirarse del hábito. Por otra parte, en algunos casos puede ser incluso perjudicial impedir al toxicómano el uso de la heroína. Estamos tan acostumbrados a considerar las drogas como substancias absolutamente malignas que vale la pena repasar los argumentos que han llevado a esta conclusión.

1. Algunas personas predispuestas a las drogas (ver página 52) son muy parecidas a algunos jóvenes pre-esquizofrénicos descritos por Laing. Ambos tipos de personas eran niños «buenos»—es decir, pasivos—; a menudo provienen de hogares no demasiado pobres en lo material; los dos tuvieron una relación fuerte, pero ambivalente con sus madres, así como padres ineficaces, y ambos mostraban personalidades extremadamente plásticas.

2. Laing sugiere que la esquizofrenia es el resultado de un prolongado intento por eludir una profunda ansiedad, una culpabilidad y una inseguridad causadas por el fracaso del individuo para lograr concebirse a sí mismo como un ser humano real y sólido. El esquizofrénico construye una fachada de personalidad falsa y variable; pretende conducirse del modo que parecen exigirle las otras personas. Finalmente, el vacío cubierto por esta coraza se hace tan grande que el individuo pierde el contacto con la realidad y enloquece [17].

3. La heroína (ver pág. 23) es una sustancia particularmente útil para combatir la ansiedad y las emociones dolorosas.

4. Es posible que el tipo de persona que toma heroína para desterrar sus preocupaciones se embarque en maniobras esquizofrénicas de huida en el caso de que deje de tomar la droga.

5. El estudio de Winick sugiere que es probable que el heroinómano vaya abandonando el hábito a medida que sus impulsos instintivos se desvanezcan, a medida que las presiones sociales que soporta decrezcan y quizá —pues la droga libera tensiones—a medida que complete los procesos de aprendizaje que no pudo llevar a cabo en su infancia.

6. El esquizofrénico cuya enfermedad haya durado más de un año en estado agudo sufrirá probablemente un daño irremediable, y—para la psiquiatría actual—su enfermedad será incurable.

7. Quizá sea preferible ser toxicómano durante unos nueve años que demente toda la vida, pues la primera po-

sibilidad proporciona al menos la posibilidad de realizar alguna función social y un setenta por ciento de probabilidades de recuperarse algún día.

8. Es posible que un abandono prematuro de las drogas exponga otra vez al toxicómano a la esquizofrenia.

En una carta al autor, Laing escribe:

> Mi práctica clínica me ha dado muchas veces la impresión de que el uso de la heroína puede estar detardando la aparición de una psicosis de tipo esquizofrénico. Parece que la heroína permite a algunas personas salir de la mareante periferia del giróscopo, por así decirlo, y acercarse al centro inmóvil que llevan en su interior.

También sugiere Laing la utilidad de investigaciones dirigidas a descubrir si el uso de la heroína es menor entre los esquizofrénicos que entre la población en general, y si la incidencia de la esquizofrenia es menor entre los toxicómanos que entre quienes no toman drogas.

En el estado actual de la opinión pública, introducir a los pacientes adolescentes esquizofrénicos en la práctica de la toxicomanía requeriría cierta audacia por parte del psiquíatra. Lo más parecido que se encuentra en los trabajos publicados parece ser el ya mencionado informe acerca del uso del opio para la pacificación de los delincuentes dementes violentos en Estados Unidos durante el siglo XIX [18]. También se dice que en Formosa se ha administrado opio a delincuentes infantiles, que subsiguientemente abandonaron tanto la delincuencia como la toxicomanía.

11. El control de las drogas

El control de las drogas clandestinamente usadas plantea una multitud de problemas difíciles de resolver. No conocemos exactamente sus efectos o sus formas de acción somáticas; sólo nos cabe hacer conjeturas acerca de su potencia, de su naturaleza y de los motivos que impulsan a determinadas personas a depender por entero de ellas. Nuestros conocimientos acerca de los efectos probables que el uso generalizado de las drogas podría causar en nuestra sociedad son aún menores. Aquí, con igual gravedad que en cualquier sector de la política pública, aparecen los peligros de tomar decisiones equivocadas. ¿Es conveniente ser liberal o es preferible comportarse de modo autoritario? Si no somos ni lo uno ni lo otro, ¿dónde está el término medio? Es posible que la decisión de uno y otro sentido signifique, bien solucionar una situación de degeneración y derrumbamiento total en la sociedad, bien provocarla.

Ciertamente, tememos hacer el experimento de un tratamiento liberal del problema; pero, nos guste o no, otros están siendo liberales por nosotros. Las drogas se están convirtiendo en parte integrante de la vida de la gente en todos los sectores sociales: amas de casa en los valles de Gales, colegiales en Sheffield, artistas en Cornualles, antillanos en High Wycombe, corredores ciclistas en Brentford, psiquíatras y pacientes en Hendon; para todas estas gentes, las drogas, que eran desconocidas por el gran público británico de la pasada generación, se están convirtiendo en instrumentos totalmente aceptados que ayudan a vivir. Los avances tecnológicos se popularizan, y es imposible tratar de mantenerlos en el marco del *statu quo*. Las normas y actitudes referentes a las drogas, formadas cuando su empleo ilegal se limitaba a una pequeña y manejable minoría, aparecen ahora como terriblemente estrechas. El objeto de este capítulo y, de hecho, de este libro no es abogar en favor de inmediatos y drásticos cambios de actitud hacia este problema, sino sugerir nuevos hechos y nuevas actitudes susceptibles de ser discutidas: ayudar a nuestra propia reorientación ante el considerable y cada vez mayor uso de la droga.

El primer problema es: *¿Por qué* queremos controlar las drogas? Esta es una pregunta difícil. Ahora que nuestro sistema moral comienza a tolerar una conducta sexual más libre, parece que el problema de las drogas se está convirtiendo en uno de esos temas que se defienden o atacan con más pasión que razón y en los que las consideraciones lógicas no poseen más que una relevancia marginal. Probablemente es más útil, por tanto, examinar primero las razones inconscientes muy diversas que nos llevan a restringir el uso de la droga. Un motivo obvio es que cualquiera, bajo la influencia de las drogas, puede producir miedo o disgusto a otros; resulta difícil reconocer cuándo una persona está drogada, y, por tanto, su comportamiento es imprevisible. Sólo cuando pensamos en el alcohol como una droga verificamos cuán sutilmente nos hemos adaptado a su uso. Al borracho se le reconoce inmediatamente por su postura, por la expresión de su cara, por la forma de andar, por la situación en que le encontramos, por el modo de hablar e incluso por el olor. Sabemos perfectamente cómo se va a comportar, y admitimos de él cosas que en otro caso serían inaceptables. Existen otras particularidades en el alcohol: tiene un sabor característico, de modo que difícilmente puede ingerirse con ignorancia de su naturaleza. Como se encuentra diluido, para que llegue a alcanzar el torrente circulatorio se necesita tiempo y algún esfuerzo físico. Es además lo bastante caro como para no ser ingerido simplemente porque sí.

Las drogas, por el contrario, no se prestan a casi ninguno de estos controles. Quienes las toman no muestran ningún síntoma que resulte significativo para el espectador normal. Y puesto que no nos percatamos de ningún indicio, lo único que podemos hacer es reconocer a los drogados a través de sus actitudes abiertamente antisociales. En consecuencia, se atribuye a la droga aquello que, tratándose del alcohol, se atribuiría a la persona que lo toma. A modo de ejemplo, he aquí un suceso trivial sacado de un periódico:

Drogados levantan las losas de las tumbas

> Dos jóvenes que habían tomado drogas organizaron un escándalo en el cementerio de Broockwood, en Surrey, muy entrada la noche... Levantaron cuarenta y ocho pesadas losas entre las once y las once y media de la noche..., causando daños valorados en 2.500 libras... En dos anteriores procesos por tenencia ilícita de una droga (hachís) habían sido puestos en libertad condicional [1].

El lector normal debe tener la sensación de que ha sucedido algo espantoso; pero dudará acerca de a quién o a qué atribuir la culpa. Si los muchachos hubieran estado borrachos, la situación sería clara: hicieron mal en emborracharse. Pero cuando se trata de drogas, vacilamos antes de hacer la misma afirmación. Esta duda y ambivalencia respecto a las drogas—o más exactamente, respecto a los actos realizados bajo la influencia de las drogas, que son la única prueba visible de su existencia—alienta a los consumidores de drogas a mantener que están exentos de cumplir con la moral, a tratar de convencernos de que fue la droga (y no ellos) quien realizó el acto. Esto viene a intensificar la hostilidad hacia las drogas, y hace que a la sociedad le resulte más difícil adaptarse a ellas que al alcohol.

Este rechazo de un posible control humano sobre las drogas permite a su vez a la sociedad ver en el drogómano una persona incurablemente diferente, convirtiéndolo así en cabeza de turco. Esto sucede en América con mayor intensidad que en Inglaterra, pero es necesario advertir que tal actitud es sólo una consecuencia del control penal de las drogas. Trocchi lo expone claramente:

> Es una causa estupenda y tangible para la delincuencia juvenil. Y deja a la mayoría de la gente fuera, ya que no incluye a los alcohólicos. Permite disponer, además, de un conjunto de pobres diablos con aspecto agotado que pueden comparecer ante los tribunales como corruptores de jóvenes. Esto justifica a la policía; y, como los opiómanos y los marihuaneros tienen que correr tantos peligros para conseguir las drogas, su captura es relativamente fácil. Así, la situación permite a una policía heroica practicar espectaculares detenciones, a los abogados hacer sustanciosos negocios, a los jueces pronunciar discursos, a los grandes traficantes amasar fortunas, y a los periódicos vender millones de ejemplares. El buen ciudadano puede sentarse y observar cómo la depravación obtiene su merecido [2].

Vimos ya que la droga no es simplemente un problema farmacológico en el que entran en juego el quimismo del cuerpo del consumidor y una sustancia ajena; es la causa y el efecto de un subgrupo social. Por otra parte, en muchos casos la droga misma—o sus visibles accesorios—se convierte en un elemento de exhibición social. Los jóvenes en particular toman drogas para hacer patente su rebelión y su emancipación con respecto a sus padres y a la generación anterior. Aunque este mensaje sea inconsciente, la sociedad lo recibe de una forma turbulenta e insultante. Un pasaje del libro *Utopiates* que describe a los beatniks americanos, consumidores de marihuana, que rechazan a la clase media a causa de su forma de vida dramáticamente mísera, analiza un aspecto de la reacción social ante esta actitud.

El policía o el ciudadano se encuentran realmente amenazados a causa de su comprensión, bastante exacta pero parcialmente inconsciente, de lo que algunos consumidores quieren o pretenden por medio del uso de drogas. Esta amenaza moviliza los sentimientos individuales relacionados con traumas pasados, traumas experimentados por la autoridad paterna durante las etapas difíciles del aprendizaje del orden y la represión de los impulsos. Estos individuos responden con disgusto, cólera, revulsión y temor, y se «purifican» haciendo uso de la ya antigua conducta humana de proyectar y construir un enemigo externo, esto es, buscando una cabeza de turco... El excitado policía que llama «sucios» a estos consumidores y los odia por su «abandono» hace un diagnóstico bastante exacto; no obstante, este diagnóstico está al servicio de su propio sistema de defensas [3].

El problema de los jóvenes dependientes y rebeldes ha sido siempre encontrar algo que realmente no les lesione, pero que parezca lo bastante peligroso como para forzar a sus mayores a levantarse y luchar. Por el momento son las drogas, particularmente las drogas suaves —marihuana, anfetaminas—, las que permiten llevar a cabo esta maniobra.

Por tanto, otro motivo que explica el interés de la sociedad por el control de las drogas es que en él reside algo íntimamente ligado con la revolución juvenil y que puede ser medido, contado, analizado, mostrado y declarado ante el tribunal; algo que suministra una prueba mucho más satisfactoria de la ingratitud de los jóvenes que el pelo largo y los gestos despreciativos.

Y como última razón puede aludirse a la clara amenaza social que las drogas que se supone proporcionan éxtasis, visiones e incluso felicidad y apaciguamiento, prescindiendo de la posición social o material, plantean. Sólo por razones económicas resulta ya intolerable que alguien pueda obtener tales satisfacciones sin haberlas recibido como una recompensa otorgada por la sociedad. La heroína, que suprime la ansiedad, es particularmente peligrosa, puesto que la preocupación y la inquietud son el resorte principal de la libre empresa capitalista. Uno trabaja porque se debe a la sociedad y logra su cumplimiento trabajando para ella: lo que ya no está claro es que los demás también lo hagan. Probablemente no es mala cosa que la gente se sienta aguijoneada por la ansiedad que causan las rentas y jubilaciones, por la necesidad de comprar comida y mantener el *status* establecido de consumo. Si después de una inyección o una píldora que cuestan unos pocos peniques cualquiera fuera capaz de sentarse y mandar el mundo al diablo, ¿qué ocurriría?

Paradójicamente, las razones conscientes para controlar las drogas son mucho más difíciles de formular. No sabemos lo bastante como para poder separar los efectos del uso de las drogas de las condiciones sociales en las que tal uso es atractivo. Por tanto, difícilmente podemos usar a Hong-Konk, con sus trescientos mil toxicómanos sobre una población de cuatro millones, como un modelo de lo que sucedería con la sociedad inglesa si, por alguna razón, el uso de la heroína llegara a extenderse: las condiciones sociales y económicas son demasiado diferentes. En Hong-Kong, la gente normal probablemente preferirá estar embrutecida que soportar la vida diaria. Del mismo modo, los estragos del hachís en las regiones subdesarrolladas del norte de Africa son quizá sólo síntomas de pobreza.

El problema moral resulta probablemente algo más fácil de tratar. Desde luego, estoy aquí exponiendo mis propios puntos de vista. Creo que a los adultos que saben lo que hacen—y nadie puede llegar a convertirse en heroinómano sin este conocimiento—se les debería permitir seguir tomando la droga. No estoy convencido de que el uso de la heroína, dentro de un clima de opinión propicio, sea necesariamente más perjudicial para el tipo de persona que depende de ella que el inútil intento de vivir una vida normal.

Siendo lo bastante humildes, podríamos llegar a considerar el uso de drogas como una de las libertades de las que es posible gozar en nuestra sociedad. Quizá olvidamos que el hombre es, casi más que ninguna otra cosa, una máquina de «auto-optimación»; que está hecho para adaptarse a la educación y al ambiente, aumentando así sus probabilidades de supervivencia. A menudo su conducta parece inconveniente, intolerable, autodestructora; sucede así porque sólo podemos ver una parte de la situación, aquella que queda fuera del organismo, mientras que para nuestra mirada quedan ocultas las disposiciones internas, igualmente importantes, del consumidor de drogas. Debemos tener en cuenta que, en la situación en que se encuentra, su conducta suele proporcionarle un beneficio y no un perjuicio. Antes de intervenir deberíamos detenernos a considerar si tenemos la posibilidad de producir cambios radicales en su medio interno o externo o en ambos, consiguiendo de este modo que el uso de la droga sea simplemente una alternativa cuya puesta en práctica podrá o no preferir.

Estas consideraciones son aplicables de manera muy especial a los adolescentes que toman drogas. La habituación psicológica o la toxicomanía son síntomas de que algo anda francamente mal. El hecho de que sus personalidades no se hayan formado totalmente significa que existe alguna esperanza de poder modificarlas interna y externamente, en la medida precisa para que el uso de las drogas les resulte innecesario. Tenemos el deber obvio de intentarlo. Sin embargo, es preciso meditar despacio y profundamente: los esfuerzos superficiales pueden muy bien exacerbar sus problemas.

Consideraciones prácticas acerca del control de las drogas

Una solución al problema de las drogas es olvidarlo. En Occidente, donde los daños objetivos procedentes directamente de las drogas son pequeños, la mayor parte de los perjuicios que ocasionan se debe a la reacción hostil de la sociedad. Así, aunque en los años treinta (y aun después) Francia era el centro internacional del tráfico de heroína, y aunque todavía existen fábricas de heroína en los alrededores de Marsella, oficialmente sólo hay en el país sesenta heroinómanos y no existe el problema de las drogas. Uno sospecha que esto se debe simplemente a la tolerancia francesa hacia las aberraciones individuales. Del mismo modo, los ingleses no tienen «problema» con los barbitúricos, aunque esta droga es real y potencialmente mucho más peligrosa que la heroína.

Sin embargo, es muy difícil que en Inglaterra se consiga una aceptación «kármica». Lo opuesto a la aceptación es la represión penal del uso de la droga, política seguida—aparentemente sin grandes éxitos—en los Estados Unidos, Canadá, Hong-Kong y otros países. Como se verá más tarde, esta política ha reducido realmente la toxicomanía, aunque desgraciadamente ha aumentado los efectos secundarios. Es de una importancia extrema que nosotros, en Inglaterra, no cometamos ese error. No sólo puede causar desdicha, degradación, enfermedades, miseria y muertes prematuras entre los toxicómanos, sino que es embrutecedora para la sociedad, y, a causa de su rotundo fracaso, genera una actitud pública extremista que hace políticamente imposible las aproximaciones más liberales al problema. En Inglaterra existe ahora este problema, en términos moderados, con la marihuana; los americanos, muchos de los cuales piensan que el enfoque penal fue un error desastroso, encuentran que ahora es difícil poner a prueba métodos más benignos.

La línea dura tiende también a crear y a aislar subculturas de consumidores incurables. Este proceso de separación ha sido examinado por Wilkins [4] como un círculo vicioso. Resumamos su argumentación en pocas palabras. Cuando aparece un grupo minoritario, comienza a establecer sus propios símbolos de reconocimiento, sus valores y sus formas de conducta que lo distinguen de la cultura general. Si sus actividades son antisociales, las presiones de la mayoría tenderán a aislarlo y a negar a sus miembros el acceso a las recompensas comunes de la sociedad. La cultura minoritaria reacciona intensificando de nuevo su rebelión, y así va rodando la rueda. Este análisis parece sugerir que las subculturas se desarrollan necesariamente de una forma explosiva; sin embargo, la experiencia demuestra lo contrario. Wilkins no parece considerar las presiones que la sociedad pone en juego para nivelar y reprimir este movimiento expansivo de las subculturas y, como último recurso, para aniquilar a todos sus miembros; en segundo lugar, tampoco tiene en cuenta que a medida que aumenta la distancia entre los grupos minoritarios y la mayoria decrece el número de nuevos reclutas lo bastante anormales como para dar el salto. La actuación de esta segunda tendencia podemos observarla en el partido nazi inglés, que tiene pocos miembros, pero muy radicales. El peligro de presionar sobre las diversas subespecies de consumidores de drogas estriba en que de ese modo reducimos la disposición del consumidor compulsivo a aceptar nuestra sociedad y su ayuda, y hacemos que la comunicación con él sea casi imposible. Una presión excesiva, que amenace con la aniquilación, produce simplemente un pequeño número de personas desviadas y absolutamente intratables, como demuestra el estado de la toxicomanía en América. Si la presión social se debilita, la sociedad corre ciertamente el riesgo de que el número de personas afectadas por las drogas aumente; sin embargo, también se incrementa la posibilidad de mantener contacto con ellas. A la larga, algo habremos ganado. Otro resultado beneficioso es el de que, a medida que se reduce la presión social, aumentan las intervenciones de particulares e instituciones. El uso radical de la fuerza exige el ejército; un uso menos riguroso, la policía, y la tolerancia significa la posibilidad de utilizar médicos, trabajadores sociales y psiquiatras. En América han ido a prisión tantos médicos por proporcionar drogas a los toxicómanos, intentando establecer una relación con ellos, que ahora apenas existe posibilidad de una ayuda médica y psiquiátrica útil para el consumidor de drogas, excepto en los pocos hospitales, más bien aislados, que tratan estos casos.

Otra consecuencia del uso de la fuerza en la supresión del consumo de drogas es la de caer en una contradicción que debería ser inaceptable para una sociedad civilizada. Se reconoce que los consumidores de drogas están enfermos *, su enfermedad es la causa de que usen la droga; por tanto, los consumidores potenciales de drogas están enfermos. Sin embargo, se usa a la policía para reprimir los síntomas de unas condiciones que necesitan atención médica.

El control internacional de las drogas

La organización que controla la manufactura y el tráfico internacional de drogas productoras de toxicomanía es una de las primeras a las que se otorgaron poderes para intervenir dentro de las fronteras de los Estados miembros de la Sociedad de Naciones, y, actualmente, de las Naciones Unidas. Como maquinaria burocrática, esta organización es notable y sirve como un modelo valioso para otros problemas internacionales, tales como el control de la energía nuclear; como método para prevenir la toxicomanía y el uso clandestino de drogas en todo el mundo, es singularmente ineficaz.

Una descripción completa de su funcionamiento resultaría aburrida. Es suficiente decir que, en teoría, los países miembros de esta organización presentan anualmente estimaciones de fabricación y consumo en sus territorios de unas ochenta drogas que producen dependencia. Un análisis muestra entonces los errores cometidos; la nación responsable es invitada a dar explicaciones. El defecto principal de este sistema es que los fabricantes clandestinos no proporcionan datos; hasta 1961 ningún país se vio obligado a informar sobre sus plantaciones de adormidera. Incluso ahora varios países en los que se cultiva mucha adormidera carecen de una organización interna capaz de llevar a cabo este informe. Como resultado general, puede afirmarse que el sistema de tratados, conferencias y convenciones ha hecho retro-

* O más bien, que estuvieron enfermos. El primer informe del Comité Interministerial considera que la toxicomanía es «una expresión de desorden mental más que una forma de conducta delictiva». El segundo informe señala que el toxicómano es «una persona enferma, siempre que no recurra a actos delictivos», momento en el que se presume que ha dejado de estar enfermo. (Informe del Comité Interministerial sobre Habituación a las Drogas, H.M.S.O., 1961, 1965.)

ceder lentamente la manufactura de heroína—el opiáceo más sólido—otra vez hacia el Este, más cerca de las plantaciones de adormidera. Pero los éxitos obtenidos en el control de la toxicomanía, semejante a los de Japón y Formosa antes de la guerra, se deben al esfuerzo individual más que al colectivo.

En Inglaterra este mecanismo sólo tiene efectos secundarios. Cuando se estableció el sistema, durante los años treinta, el problema de las drogas apenas existía. Gran Bretaña podía permitirse el lujo de ratificar los tratados más exigentes, y le satisfacía hacerlo, ya que así daba ejemplo a las naciones menos rigurosas y podía aplicar las normas más severas en sus propias colonias. Su mayor interés se centraba en reprimir una subcultura subversiva egipcia, organizada en torno al hachís. Parece que, de no ser por las necesidades del imperio, el hachís habría sido tolerado y ahora no habría problemas con la *cannabis*. Puesto que el problema británico con la heroína es doméstico y ha sido financiado por el Estado (lo que es directamente atribuible, al igual que muchos de los problemas mundiales relativos a la toxicomanía, a la negativa inglesa a permitir que China prohibiera el opio en 1830, y a la victoria inglesa en la guerra del opio en 1842), el control internacional de drogas no le afecta. Si por una medida política desastrosa Gran Bretaña permitiera la aparición de un verdadero mercado negro, no hay razón para suponer que la Comisión de Narcóticos de las Naciones Unidas fuera a causar demasiadas dificultades a los traficantes para conseguir sus suministros en el extranjero.

El mercado negro

Una razón práctica y moral para preferir un sistema de control de drogas más bien liberal es evitar el desarrollo de un mercado negro. Hasta hace poco se creía que un mercado negro poderoso creaba por sí mismo toxicómanos (ver págs. 37-38); la verdad es que existen una serie de desventajas periféricas aún más importantes. En primer lugar, vemos que ocupa a un número de personas que trabajan en unos fines que no son útiles para la sociedad, y que ocupa también a un número de personas, más útiles todavía, en el esfuerzo de obstaculizar este movimiento. De hecho, parece justo afirmar que en un clima de intensa represión los fabricantes y la policía trabajan en un compañerismo mutuamente destructor. El mercado negro proporciona a la policía toxicómanos y revendedores que arrestar, embargos de drogas, y prestigio; la policía proporciona a los traficantes un mercado clandestino que no puede regatear o reclamar, y cuyo tope de precio está fijado por sus propias habilidades para hurtar, robar y prostituir. También el mercado negro, sin darse cuenta, ayuda a la policía en su lucha contra la toxicomanía, ya que las drogas se disuelven tristemente en cada parada de su viaje. Así, una onza de heroína que se puede comprar en Italia por sesenta dólares llegará a valer veintiocho mil dólares en las calles de Nueva York [5], beneficio comercial que la Mafia debe enteramente a la energía del Departamento del Tesoro americano. El resultado es que muy pocos toxicómanos, quizá sólo uno entre cinco, dispondrán de suficiente heroína como para llegar a habituarse [6].

Aunque la existencia de un mercado negro reduce la toxicomanía y el consumo de drogas, no ayuda, sin embargo, a remediar los daños sociales que se derivan de la forma de vida del toxicómano; incluso es responsable de que una gran cantidad de delitos sean cometidos para costear el hábito. Winick calcula que en Nueva York cada toxicómano tiene que hurtar al año mercancías por valor de noventa mil dólares [5].

Después de haber hecho referencia a algunos aspectos generales del problema, podemos ahora hablar sobre el control de las diferentes clases de drogas.

Opiáceos

Estas sustancias son la heroína, la morfina, el opio y la cocaína; hay diversos fármacos que contienen estas drogas y que se denominan estupefacientes sintéticos (petidina, fiseptona, pipadona, etc.). Todos estos productos están sujetos a un severo control legal desde la Pharmacy and Poisons Act (Ley sobre Venenos y Fármacos) de 1933 y la Dangerous Drugs Act (Ley sobre Drogas Peligrosas) de 1965. Esta última es la más importante, y en consecuencia estas drogas se conocen con el nombre de drogas «D. D. A.». La ley establece que es ilegal importar, exportar, fabricar, traficar, poseer, fumar o vender opio ya preparado para fumar o el sedimento que queda después de fumarlo; prohíbe también el encubrimiento de cualquiera de estas actividades o la posesión de cualquier tipo de pipas o utensilios para fumar opio. Las otras drogas están menos controladas. Es también ilegal importarlas o exportarlas sin una autorización del Ministerio del Interior, que también está facultado para reglamentar su control en el interior del país. En general, nadie debe poseer, fabricar o traficar con estas drogas peligrosas a menos que esté «autorizado»; y en definitiva puede autorizarse su uso a cualquier persona tratándose de pacientes o de propietarios de animales a los que se hayan recetado. La receta debe ser más completa que las normales, y la droga sólo puede ser entregada si el farmacéutico conoce la firma del médico o se ha cerciorado de que ésta es auténtica. Las personas que proporcionan estas «drogas peligrosas»—químicos y farmacéuticos—deben llevar un registro de existencias y suministros, los cuales se comprueban periódicamente por la policía. Las drogas a las que se aplica esta ley de 1965 se determinan en las Dangerous Drugs Regulations de 1964. La Pharmacy and Poisons Act de 1933 señala los requisitos a cumplir por los farmacéuticos, los registros y las condiciones èn que se conservan, califican y suministran los venenos. La lista de venenos editada por el Ministerio del Interior cubre varios centenares de sustancias y es revisada de cuando en cuando: la lista actual se encuentra en el Poisons List Order and Rules de 1966; incluye todas las drogas peligrosas.

Aceptemos por el momento que tenemos que hacer todo lo posible para impedir que los individuos, y muy especialmente los adolescentes, desarrollen el hábito de la heroína.

La teoría imperante hoy en Inglaterra sobre el control de los estupefacientes es elegante, y sería también segura si pudiera ponerse correctamente en práctica. La idea general es que a cada toxicómano debe suministrársele gratuitamente la cantidad exacta de droga que necesita su cuerpo cada día. No tiene más opción que inyectársela, y no sobra droga para crear nuevos toxicómanos; en definitiva, todos los toxicómanos existentes abandonarán la droga o morirán. Como el suministro corresponde exactamente a la demanda, no hay razón para que exista un mercado negro, y, por tanto, los nuevos toxicómanos que éste genera desaparecerán. Fin del problema. Pero en la práctica las cosas son más complicadas. El punto generador de conflictos es la cantidad de heroína suministrada, porque una cantidad escasa origina un mercado negro por obra de la demanda, y una cantidad excesiva crea otro por obra de la oferta. Es esta segunda situación la que ha contribuido al incremento de toxicómanos con que hoy se enfrenta Inglaterra, determinado también por una crisis en los servicios médicos y por la nueva costumbre de hacer proselitismo. En Inglaterra hay sólo unos pocos médicos preparados para rehabilitar a los toxicómanos (una docena en Londres y casi ninguno en provincias); estos médicos se encontraron con una cantidad tal de pacientes que les resultó completamente imposible establecer con cada uno de ellos esos estrechos vínculos de autoridad paternal que resultan tan necesarios para terminar con éxito un tratamiento. Entonces, y simplemente para hacer soportable la vida de los toxicómanos, se vieron forzados a recetar con profusión estupefacientes. Al no existir un sistema establecido de identificación, los toxicómanos pueden acudir a dos o tres facultativos y obtener dosis tres veces superiores a la que necesitaban; a su vez, los médicos son incapaces de establecer la dosis apropiada, porque carecen de recursos para provocar la crisis de abstinencia en estos pacientes. Las consultas se han convertido en mercados públicos, donde el toxicómano y el médico trataban de ser cada uno más listo que el otro; pero, teniendo en cuenta que el toxicómano tiene una manía y el médico cientos de cosas en qué pensar, el resultado no es difícil de adivinar. Al menos uno de estos médicos parece haber sido completamente conquistado, ya que algunos de sus pacientes me lo describieron como un inductor a la heroína. El Comité Interministerial se enteró del caso de un chico que se había pinchado en el brazo con un alfiler y que consiguió obtener una receta. En tales condiciones es muy difícil que el sistema inglés de control sirva para algo.

En una serie de entrevistas hechas a los médicos especializados en tratamiento de toxicómanos, uno de ellos dijo al *Sunday Times*:

> ... cada entrevista con un toxicómano es una lucha de voluntades contrapuestas. Los toxicómanos se ven arrastrados por una necesidad que uno no puede entender, y mienten, suplican y traman argucias para conseguir más y más droga.

Otro médico dijo:

> Algunas veces uno se cansa de discutir y piensa: «Bueno, ¿y qué daño hace una receta?» Así se dan medio gramo o un cuarto de gramo de más. Pero, ya ve, si uno no está cansado es que no está haciendo bien el trabajo [7].

Al no existir medios para provocar el síndrome de abstinencia o para llevar a cabo una simple prueba química que determine la dosificación del toxicómano, la única fórmula para controlar que la cantidad de heroína recetada corresponda a la psicológicamente necesaria consiste en utilizar médicos que posean la energía suficiente para obligar a los toxicómanos a aclarar su verdadera situación.

Un remedio inmediato consistiría en aumentar la fuerza de voluntad que hay que oponer a las peticiones de los toxicómanos por medio del reclutamiento de más médicos. Digamos que existen mil toxicómanos, y que un médico puede tratar adecuadamente a un máximo de treinta; esto significa que son necesarios treinta y tres médicos, es decir, veintiuno más que los que actualmente ejercen. Si hemos de tomarnos con seriedad el problema de las drogas, lo mejor sería que estos médicos se dedicaran íntegramente al problema, quizá contratados por un organismo central que sería también responsable de la hospitalización, de los servicios psiquiátricos posteriores, del registro de toxicómanos y de investigaciones teóricas sobre la toxicomanía. En términos de trabajo, comparando a estos médicos especializados con los de medicina general, puede afirmarse que cada toxicómano exige tanta atención como cien personas en condiciones normales; lo que resulta lógico si se consideran las excepcionales dificultades que su cura implica.

El segundo informe del Comité Interministerial propone la puesta en práctica de «centros de tratamiento», preferentemente secciones de los hospitales psiquiátricos o secciones dedicadas a psiquiatría en los hospitales generales, donde aquellos que voluntariamente se prestaran a sufrir el síndrome abstinencial pudieran ser retenidos a lo largo de la crisis. Algunos opinan que la expedición de narcóticos debería limitarse a estos centros, de manera que los toxicómanos tuvieran que presentarse allí tres veces al día para recibir sus inyecciones. Este sistema ha sido ensayado en Israel sin éxito, porque era demasiado «avergonzante» para los sujetos [8]. A pesar de que este experimento tuvo lugar en un medio social diferente al inglés, no hay razón para suponer que los toxicómanos, excepto los exhibicionistas, vieran con agrado esta proposición; normalmente no conduciría sino a aumentar su ostracismo.

No es razonable esperar que el toxicómano venga a nosotros, puesto que ya ha rechazado a la sociedad. Los médicos deben ir hasta ellos, como los trabajadores sociales que regentan bares en los barrios bajos con el propósito de establecer relaciones de igual a igual con los delincuentes. Estos médicos deberían tener consultas en Soho y Paddington y en dondequiera que se congreguen los toxicómanos, haciéndose tan accesibles a ellos como sea posible. Es esencial estar disponible y tener tiempo suficiente para cada toxicómano. Quizá estos médicos debieran estar apoyados por centros comunitarios oficiosos en los que la gente del lugar estuviese dispuesta a aceptar al toxicómano en sus propios términos y a darle la ayuda que necesita para conseguir un modo de vida más normal. Estos centros han sido ensayados con éxito en Harlem y en el Greenwich Village de Nueva York.

En general, usar la fuerza en el problema de la toxicomanía es probablemente estéril y peligroso. Vale la pena preguntar, sin embargo, si conviene luchar contra el proselitismo procesando a los proveedores ilegales. Si cada vez que se descubriese a un toxicómano se hiciese un esfuerzo por seguir la pista de la persona que le suministró la droga por vez primera para procesarla, esta costumbre podría hacerse menos corriente. Desde luego, en muchas ocasiones resultará que el proveedor es también toxicómano, en cuyo caso el procesamiento deberá ser suspendido mientras permanezca satisfactoriamente bajo vigilancia. Pero el propagandista insistente debería ser considerado como psicópata peligroso al que resulta necesario apartar de la sociedad. En lo que se refiere a la legislación inglesa existente, digamos que la Pharmacy and Poisons Act establece: una multa de cincuenta libras esterlinas por la venta al por menor no autorizada de venenos y por proporcionar, poseer o traficar ilegalmente con drogas peligrosas, y desde una multa de doscientas cincuenta libras y/o un año de prisión hasta una multa de mil libras y/o diez años de prisión si ese suministro da lugar a delitos. Aplicando la Mental Health Act (Ley sobre Salud Mental), los tribunales pueden disponer el confinamiento en un hospital psiquiátrico por razón de una conducta irresponsable persistente.

Aplicando estas medidas, quizá pueda contenerse la actual proliferación de toxicómanos; pero el problema de la curación es otra cosa muy distinta. Sería una locura deducir de la experiencia americana a que antes se hizo referencia (pág. 166) que la coacción y el tratamiento prolongado bajo custodia sean una solución práctica en Inglaterra. Si no realizamos un control exclusivamente penal de las drogas, tampoco debemos aceptar elementos sueltos de este sistema. Ello rompería el acercamiento cauteloso al toxicómano en su propio nivel, que tan necesario parece ser, y alejaría a éste de cualquier ayuda que pudiéramos prestarle; en definitiva, obligaría a adoptar un sistema puramente penal. Esto, a su vez, provocaría que en Inglaterra unas veinte mil personas todavía no completamente habituadas se verían obligadas a llevar la vida del toxicómano, sin contar con el hecho de que se produciría probablemente un incremento de hasta el doble del índice de criminalidad. Por otra parte, una institución del tipo del Synanon americano sería impracticable en Inglaterra, porque no hay bastantes ex toxicómanos de suficiente calibre como para hacerlo funcionar. De momento es preciso admitir que sabemos demasiado poco para esperar curaciones, salvo en muy raros casos. Sería prudente abandonar la propuesta del Comité Interministerial, en el sentido de permitir el uso de la fuerza para provocar la crisis de abstinencia, porque no tiene ninguna utilidad; simplemente encerrará más sobre sí mismos a los toxicómanos y preparará el terreno para el establecimiento de un mercado negro.

Por el momento, lo más indicado es dirigir nuestros esfuerzos hacia la investigación. Hay dos preguntas que necesitan inmediata respuesta. La primera: ¿por qué hacen proselitismo los toxicómanos y qué medios existen para evitarlo? Segundo: ¿cuál es el significado total del consumo de drogas para el individuo de ellas dependiente y hasta qué punto debemos o no permitirle continuar? En caso de no permitirlo, ¿qué podemos darle en su lugar?

Barbitúricos

Aunque estas drogas producen tanta toxicomanía como la heroína y son incluso más destructivas, por el momento sólo están controladas por la Pharmacy and Poisons Act de 1933. Como drogas del cuarto catálogo, sólo pueden venderse al por menor con la receta de un médico, un dentista o un veterinario. Parecería lógico incluir a los barbitúricos entre las drogas peligrosas; pero, aunque el público en general está muy dispuesto a seguir las consignas de la autoridad en lo que respecta a las drogas, debe haber tal cantidad de personas habituadas a los barbitúricos que unas súbitas medidas restrictivas sólo provocarían un enorme número de proscritos. Por otra parte, el problema de los barbitúricos apenas existe para la opinión pública; no tiene mucho sentido el crearlo mediante procedimientos legislativos. La mejor política a seguir sería continuar haciendo propaganda de sus peligros e incitar a los médicos a que receten sustancias menos potentes a aquellas personas que sólo dependen por el momento psicológicamente de los barbitúricos.

Anfetaminas

Admitiendo que es imposible evitar el uso de cualquier tipo de sustancias modificadoras de la personalidad y el humor, las anfetaminas, en dosis moderadas, son probablemente tan buenas como el alcohol, y en algunos aspectos mejores, especialmente para la juventud. No ponemos ninguna objeción a que los jóvenes se tomen media docena de píldoras en un fin de semana. Sin embargo, el hábito de ingerir las píldoras a puñados es alarmante. Estos excesos, si persisten, son síntomas de un desorden de la personalidad, aunque también pueden ser atribuidos a sujetos que todavía no han aprendido —o que aún no han sido instruidos por la subcultura existente— el modo de usar correctamente estas sustancias. Hay dos cosas que se pueden hacer a este respecto.

La primera es modificar la actitud de los adultos acerca de estas drogas; mientras sean consideradas por padres y profesores como el beso negro de Satanás, la actitud de los jóvenes no podrá ser más racional. Si un adolescente toma píldoras por ser rebelde y porque quiere escandalizar, no tiene motivos para limitar su dosis. Para él, las anfetaminas no son una sustancia normal, como la comida, el té o la cerveza, sino que tienen un valor simbólico; y mientras más tome, más emancipado estará. Podemos acabar con este problema adoptando las mismas actitudes que tenemos hacia los jóvenes que toman alcohol, es decir, diciendo que es estúpido y desagradable beber demasiado.

Además, es utópico suponer que el uso de anfetaminas cesará. Gustan demasiado a demasiada gente; las pocas posibilidades de una represión se comprueban en lo fácil que resulta conseguirlas en las prisiones inglesas [9].

Lo ideal sería diluir los preparados de anfetamina, como se hace con el alcohol; esto, sin embargo, es quizá imposible por el alto coste que implicaría almacenar y transportar la enorme cantidad de este tipo de drogas que se usa en medicina. Sería más práctico incluir una sustancia que produjera náuseas cuando se tomara el doble de la dosis máxima establecida clínicamente. También sería necesario que estas píldoras «buenas» se introdujeran en el mercado negro; así, su abundancia suprimiría las peligrosas importaciones extranjeras.

A pesar de todo, es necesario crear una actitud social sensata y aceptable hacia el uso de las anfetaminas. Por esta razón, aunque las sanciones legales seguirán siendo todavía necesarias, los esfuerzos de la policía y de los tribunales deberían dirigirse menos hacia la inútil tarea de eliminar la droga que a reprimir conductas sociales inaceptables bajo su influencia. Es preciso enseñar a los usuarios de anfetaminas que su comportamiento debe ser tan responsable como el de los que beben alcohol. Después de todo, el baremo que rige a estos últimos no es demasiado riguroso.

La legislación inglesa Drugs Act de 1964 prohíbe la importación o manufactura de anfetaminas sin autorización del Ministerio del Interior y establece penas por posesión ilegal que van desde las doscientas libras y/o seis meses de prisión hasta multas no especificadas y/o dos años de prisión. Por sorprendente que resulte, no se exige de los fabricantes que lleven un registro de su producción, y, por tanto, nada se hace por evitar el hurto en las secciones de producción. No puede decirse que la legislación tenga mucha imaginación en esta materia.

Cannabis

No hay razones para considerar a la *cannabis* como una droga peligrosa («D. D. A.»). No crea toxicomanía, no produce en la sociedad occidental ni delitos ni conductas sexuales inaceptables, y no lleva a la dependencia de las drogas toxicómanas. El principal problema de esta sustancia consiste en que es ilegal. Esta ilegalidad ha supuesto tres efectos indeseables: primero, se ha creado, y se mantiene, una subcultura subterránea que consume *cannabis*, subcultura que coloca al heroinómano potencial en una situación más cercana al uso de las drogas peligrosas; segundo, ha provocado una falta de respeto por las drogas peligrosas en los miles de jóvenes que han probado la marihuana o el hachís y que saben por propia experiencia que estas drogas son inocuas; tercero, ocasiona un considerable gasto de energía humana, bien porque personas creadoras y educadas son enviadas a prisión por poseer la droga—así, un médico de Glasgow fue sentenciado hace poco a seis meses—o bien por el empleo para su represión de policías que podían estar mejor empleados en otras tareas.

El carácter no toxicómano de la *cannabis,* y el hecho de que las experiencias del fumador dependen de lo que aprendió del subgrupo que usa la droga, significa que es posible para la sociedad controlar la conducta de los consumidores de hachís o marihuana. Después de casi cuarenta años de represión se ha eliminado casi toda la turbulencia de los grupos consumidores de *cannabis* en Inglaterra; parece que ahora el comportamiento de los consumidores de esta droga puede ser controlado bastante bien por la mecánica normal de la ley. La legalización de la *cannabis*—como señalaba el *Lancet* [10]—representaría unos ingresos considerables a través de los impuestos. Mi propia impresión es que el Ministerio del Interior sería feliz si pudiera librarse de este problema, pero que la legalización de la *cannabis* significaría el suicidio político del actual ministro; además, Inglaterra está comprometida por los acuerdos internacionales que condenan esta droga junto con los opiáceos y la cocaína.

Alucinógenos

Estas drogas representan una problemática similar a la de las anfetaminas, aunque en una forma más aguda. La facilidad con que pueden fabricarse y ocultarse significa que suprimirlas es imposible *, y la falta de madurez de los grupos que usan LSD no ofrece garantías de que la droga se use de una forma responsable. Es necesario hacer algo, porque, aunque la proporción de psicosis entre las personas normales que la toman es baja, es probable que el uso clandestino del LSD produzca psicosis con más frecuencia. Lo más probable es que la droga se tome en situaciones hostiles o molestas, y es sabido que el uso clandestino generalmente atrae a personas que ya están desequilibradas. Dado que la psicosis producida por el LSD puede producir una larga enfermedad, es necesario que el control de los alucinógenos se aplique con mayor rigor que lo que las escuetas proporciones de accidentes sugieren. Los resultados positivos y educativos que proporcionan las experiencias con la droga en buenos ambientes son extremadamente valiosos, y, por tanto, la solución parece más bien ser la utilización del LSD en condiciones seguras.

Por sus sensaciones internas y por sus peligros externos, volar, esquiar, hacer paracaidismo y escalar son actividades en cierto modo análogas a las experiencias con LSD. La sociedad reconoce que todas estas actividades valen la pena, a pesar de sus riesgos, y a condición de que se realicen bajo la supervisión de instructores expertos y—lo que es más importante—por subgrupos

* A pesar de que el uso del LSD es ilegal en América, se calcula que en la Universidad de California 10.000 estudiantes la han probado 11.

culturales que valoran la seguridad y la disciplina, la sociedad considera que merece la pena aceptar tales peligros. Es interesante hacer notar que la persona que intenta hacer estas cosas por su cuenta es rápidamente disuadida de ello, y que, en algunos casos, incluso quebranta la ley al pretenderlo. (Por ejemplo, en Inglaterra, es ilegal saltar en paracaídas sin tener un certificado de aptitud o la supervisión de un instructor autorizado.)

Existen varias propuestas respecto a centros en los cuales se podría administrar el LSD a personas adecuadas en unas condiciones seguras. La experiencia muestra que es factible determinar qué tipo de personas son susceptibles de sufrir un brote psicótico o alucinaciones prolongadas (ver pág. 141); una vez negado el uso del LSD a esas personas, para el resto el riesgo es prácticamente nulo. El doctor David Cooper sugiere que debería existir un centro en el cual los psiquíatras pudieran administrar la droga como terapia, entendiendo «terapia» en un sentido más amplio, de forma que abarcara incluso el deseo de un sujeto de tomarla y su aptitud psicológica para recibir la droga. Es de suponer que para guardar las formalidades médicas los candidatos tendrían que ser enviados por un médico general. El doctor R. D. Laing es partidario de que se creara un amplio comité, compuesto por «antropólogos sociales, un obispo, gobernantes, etc.», para deliberar la forma en que deberían establecerse estos centros experimentales. El doctor Arnold Linken preferiría algo que fuera «más parecido a un palacio de diversiones que a una clínica», y que también pudiera servir para establecer contacto con las personas jóvenes que necesitaran cuidados psiquiátricos. El LSD, la mezcalina y la psilocibina, considerados por la Pharmacy and Poisons Act como «homólogos» del ergot, fueron también incluidos en la Drugs (Prevention of Misuce) Act. Por tanto, importar estas drogas sin licencia o poseerlas sin autorización es un delito. Al igual que con las otras drogas incluidas en la lista, es legal que un médico inscrito en su Colegio recete alucinógenos o que un instituto de investigación los use.

12. Conclusión

Deberíamos hace lo posible por considerar el uso de las drogas como un resultado inevitable de los avances tecnológicos. Existen pocas personas lo bastante satisfechas de sus vidas como para rechazar todo cambio. Es ilusorio esperar que no lo deseen, y más ilusorio aún considerar que esto es siempre algo enfermizo. El hombre está perfectamente capacitado para desarrollar actitudes inteligentes hacia todas las drogas, para utilizarlas en vez de ser utilizado por ellas. Al mismo tiempo, no debemos esperar la perfección. Cuando las principales desgracias sociales están desapareciendo, emergen otras menores; el abuso de las drogas es una de ellas, y puede afectar, en Inglaterra, cuando se estabilice la situación, entre cincuenta mil y setenta mil personas. Este problema es el precio que debemos pagar por el hecho de poseer medicinas eficaces.

Como corolario, debemos recordar que la disponibilidad o el atractivo de las drogas no parece jugar un papel importante en la formación de las personalidades que se habitúan a ellas. Los estudios a los que hicimos referencia muestran casi sin excepción que las personas incapaces de vivir sin drogas—ya sean o no productoras de toxicomanía—deben esta situación, ante todo, a su personalidad y no a las drogas. La situación de dependencia es un síntoma, no una enfermedad.

Notas

1. El significado de la droga

[1] *W. H. Technical Report Series 287,* 1964, pág. 5.
[2] WIKLER, A., *Psychiatric Quarterly,* 26, 1952, 270.
[3] SARGANT, W., *Battle for the Mind,* Heinemann, Londres, 1957.
[4] Consejo Nacional para el Alcoholismo.
[5] R. O. S. P. A., *Road Accidents Statistical Review,* 3, núm. 15, noviembre 1965.
[6] Jefatura de Policía de Glasgow, *Report,* 1964.
[7] *Statistical Review of Press and T. V. Advertising,* 33, núm. 4, oct.-nov. 1965.
[8] SEEBOHM ROWNTREE, B. y LAVERS, G. R., *English Life and Leisure,* Longmans, 1951.

2. La heroína como arquetipo

[1] *Drug Addiction, Report of the Interdepartmental Committee,* H. M. S. O., 1961.
[2] LINDESMITH, A. R., *Opiate Addiction,* Principia Press, Indiana, 1947.
[3] ZINBERG, N. E., 1 LEWIS, D. C., *New England Journal of Medicine,* 270, 1964, págs. 989 y 1.045.

[4] Bewley, T., *British Medical Journal,* 1965, núm. 2, página 1.284.
[5] Laurie, P., *Teenage Revolution,* Blond, Londres, 1965.
[6] Wikler, A., *Mechanisms of Action of Opiates and Opiate Antagonists* (U. S. Public Heath Monograph, núm. 52).
[7] Nyswander, Marie, *The Drug Addict as a Patient,* Grune & Stratton, Nueva York, 1956.
[8] Hoffman, M., *Comprehensive Psychology,* 5, 1964, página 262.
[9] Che(n, I., y otros, *Narcotics, Delinquency and Social Policy,* Tavistock, Londres, 1964.
[10] Kolb, L., *Mental Hygiene,* 9, 1952, pág. 699.
[11] De Ropp, R. S., *Drugs and the Mind,* Gollancz, Londres, 1958.
[12] Citado por Nyswander, *op. cit.*
[13] Leong, E.; Wax, T., y Adler, K., *Pharmacological Review,* 12, 1960, pág. 283.
[14] Hill, H. E.; Belleville, R. E., y Wikler, A., *Archives of Neurology & Psychiatry,* 77, 1957, pág. 28.
[15] Collier, H. O. J., *Nature,* 205, 1965, pág. 181.
[16] Schaumann, O., *Angewandte Chemie,* 66, 1954, pág. 765.
[17] Spragg, S. D. S., *Morphine Addiction in Chimpanzees* (Comparative Psychology Monographs, vol. 15, núm. 7, 1940), pág. 1.
[18] Ball, J. C., *Journal of Criminal Law, Criminology and Police Science,* 56, núm. 2, 1965, pág. 203.
[19] Kolb, L., *Archives of Neurology and Psychiatry,* 20 1928, página 171.
[20] Terry, C. E. y Pellens, Mildred, *The Opium Problem,* Commision on Drug Additions, 1928 (U. S. A.).
[21] Pescor, M. J., *U. S. Public Health Services Report,* 24 (suplemento 143), 1943.
[22] *Facts Concerning the U. S. Public Health Service Hospital, Lexington,* U. S. Department of Health, Education and Welfare, 1965.
[23] Ball, J. C. y Cottrell, Emily S., *U. S. Public Health Reports,* 80, 1965, pág. 471.
[24] Gerard, D. L. y Kornetsky, C., *Psyquiatric Quarterly,* 29, 1955, pág. 457.
[25] *Medindex,* 1966, 2, pág. 107.
[26] Nelson, A. S., *International Journal of the Addictions,* enero, 1966, pág. 50.
[27] Merry, J., *British Journal of Psychiatry,* 112, 1966, página 389.
[28] O'Donnell, J. A., *American Journal of Orthopsychology,* 34, núm. 5, 1964, pág. 948.
[29] Winick, C., *U. N. Bulletin on Narcotics,* enero-marzo 1962.

3. La psicología del toxicómano

[1] WINICK, C., *Law and Contemporary Problems,* 22, 1957, página 9.
[2] NYSWANDER, Marie, *The Drug Addict as a Patient,* Grune & Stratton, Nueva York, 1956.
[3] CARSTAIRS, G. M., *Quarterly Journal of Studies on Alcohol,* 15, 1954, pág. 220.
[4] CHEIN, I., y otros, *Narcotics, Delinquency and Social Policy,* Tavistock, Londres, 1964.
[5] VAILLANT, G. E., *American Journal of Psychiatry,* 122, número 7, 1966, pág. 727.
[6] *Nacotic Drug Addiction* (U. S. Public Health Service Publication, 1.021).
[7] FRANKAU, Lady, *Canadian Medical Association Journal,* 90, 1964, pág. 421.
[8] LYLE, D., *Esquire,* 65, núm. 3, marzo de 1966.
[9] HOFFMAN, M. *Comprehensive Psychology,* 5, 1964, página 262.
[10] WIKLER, A., *Psychiatric Quarterly,* 26, 1952, pág. 270.
[11] CARLSON, E. T., y SIMPSON, M. M., *American Journal of Psychiatry,* 120, 1963, pág. 112.
[12] WIKLER, A., *Mechanisms of Action of Opiates and Opiate Antagonists* (U. S. Public Health Monograph 52).
[13] LAING, R. D., *The Divided Self,* Tavistock, Londres, 1960; Penguin Books, Londres, 1965.

4. Actitudes respecto a los opiáceos

[1] WILLIAMS, Clarence, *Jerry the Junker,* (disco) Black and White Records, 1934.
[2] KEROUAC, J. *On the Road,* André Deutsch, Londres, 1958.
[3] ZINBERG, N. E. y LEWIS, D. C., *New England Journal of Medicine,* 270, 1964, págs. 989 y 1.045.
[4] LYLE, D., *Esquire,* 65, núm. 3, marzo 1966.
[5] TROCCHI, A., *Cain's Book,* Calder, Londres, 1963.
[6] *The Times,* 21 de diciembre de 1965.
[7] *News of the World,* 18 de noviembre de 1962.
[8] *The Times,* 12 de abril de 1965.
[9] *Sketch,* 13 de diciembre de 1965.

5. Somníferos

[1] Comunicación del Ministerio del Interior en la Rama de Narcóticos, 26 de agosto de 1966.
[2] Editorial, *Lancet,* 1954, ii, pág. 75.
[3] Editorial, *British Medical Journal,* 1954, ii, pág. 1.534.

[4] HAMBURGER, E., *Journal of the American Medical Association*, 189, 1964, pág. 366.
[5] FRASER, H. F.; WIKLER, A., y ESSIG, C. F., *Journal of the American Medical Association*, 166, 1958, pág. 126.
[6] *Medindex*, 1966, 2.
[7] FREUD, S., *Beyond the Pleasure Principle*, Collected Papers, International Psychoanalytic Press, Nueva York, 1950.
[8] EYSENCK, H. J., *Crime and Personality*, Routlege & Kegan Paul, Londres, 1964.
[9] ISBELL, H., *Medical Clinics of North America*, 34, núm. 2 1950, pág. 425.
[10] TROCCHI, A., *Cain's Book*, Calder, Londres, 1963.
[11] LOCKET, S., *British Journal of Addiction*, 53, 1957, pág. 105.
[12] HUNTER, R. A., *British Journal of Addiction*, 53, 1957, página 93.
[13] HUNTER, R. A. y GREENBERG, H. P., *Lancet*, 1954, ii, página 58.
[14] SARGANT, W., *Proceedings of the Royal Society of Medicine*, 51, 1958, pág. 353.
[15] GLATT, M. M., *U. N. Bulletin on Narcotics*, abril-junio, 1962.
[16] KESSEL, N., y WALTON, H., *Alcoholism*, Penguin Books, Londres, 1965.
[17] *Annual Report of the Ministry of Health* (Cmnd 2.688), H. M. S. O., 1965.

6. Estimulantes

[1] *Medindex*, 1966, 2.
[2] SARGANT, W. y BLACKBUR, J. M., *Lancet*, 1963, ii, pág. 1.385.
[3] BETT, W. R.; HOWELLS, L. H. y MACDONALD, A. D., *Amphetamine in Clinical Medicine*, E. & S. Livingstone, Edimburgo, 1955.
[4] EYSENCK, H. J., *Crime and Personality*, Routledge & Kegan Paul, Londres, 1964.
[5] LINDSLEY, D. y HENRY, C. E., *Psychosomatic Medicine*, 4, 1942, pág. 140.
[6] OSWALD, I. y THACORE, V. R., *British Medical Journal*, 1963, ii, pág. 427.
[7] SHARPLEY, Anne, *Evening Standard*, 4, feb. 1964.
[8] SHARPLEY, Anne, *Evening Standard*, 3 feb. 1964.
[9] PRYS WILLIAMS, G., *Decade of Drunkenness*, Christian Economic and Social Research Foundation, Londres, 1965.
[10] SARGANT, W., *Battle for the Mind*, Heinemann, Londres, 1957.
[11] SCOTT, P. D., y WILLCOX, D. R. C., ver *Lancet*, 1964, ii, página 452.
[12] HOWARD, Det. Sgt., *Medico-Legal Journal*, 33, núm. 2, 1965, página 56.

[13] Howard, D. L., *Marriage Guidance*, enero 1966.
[14] Entrevista con el comandante Millen, de la Policía Metropolitana.
[15] Connell, P. H., *Amphetamine Psychosis*, Chapman & Hall, Londres 1958.
[16] Connell, P. H., *Proceedings of the Leeds Symposium on Behavioural Disorders*, May & Baker Ltd., Dagenham, 1965.
[17] *Prison and Brorstal After-care*, Annual Report of the Council of the Central After-care Association, H. M. S. O., 1963.
[18] Bell, D. S. y Trethowan, W. H., *Archives of General Psychiatry*, 4, 1961, pág. 74.
[19] Bell, D. S., y Trethowan, W. H., *Journal of Nervous and Mental Diseases*, 133, 1961, pág. 489.
[20] Parker, T., *Five Women*, Hutchinson, Londres, 1965.
[21] *Annual Report of the Ministry of Health* (Cmd. 2.688), H. M. S. O., 1965, y comunicación del Ministerio del Interior.
[22] Kiloh, L. G. y Brandon, S., *British Medical Journal*, 1962, ii, pág. 40.
[23] *Registrar General's Statistical Review of England and Wales*, H. M. S. O., 1963.
[24] *Dail Mail*, 20 de junio de 1962.
[25] *The Times*, 21 de febrero de 1966.
[26] Wilson, C. W. M., y Beacon, S., *British Journal of Addiction*, 60, 1964, pág. 81.

7. La hierba

[1] Murphy, H. B. M., *U. N. Bulletin on Narcotics*, enero-marzo 1963.
[2] Michaux, H., *Light Through Darkness*, trad. Chevalier, Orion Press, Nueva York, 1963.
[3] Gautier, T., *Le Club des Haschischiens*, Feuilleton de la Presse Médicinale, 10, VII, París, 1843.
[4] Baudelaire, C., *Les Paradis Artificiels*, trad. Symons, The Casanova Society, Londres, 1925.
[5] Ames, F., *Journal of Mental Science*, 104, 1958, pág. 972.
[6] Williams, E. G., y otros, *U. S. Public Health Reports*, 61, 1946, pág. 1.059.
[7] Adams, R., *Bulletin of the New York Academy of Medicine*, 18, 1942, pág. 705.
[8] Véase Martinec, R. y Felkova, M., *Pharmazie*, 14, 1959, página 276.
[9] Editorial, *Lancet*, 1963, ii, pág. 989.
[10] Laing, R. D., *Sigma*, 6, pág. 7.
[11] *American Journal of Political Science*, 2, 1931, pág. 252.
[12] *Physical Culture*, 77, 18 de febrero de 1937.
[13] *Radio Star*, 8, de julio de 1938.

[14] BIGARD, Barney, *Swett Marihuana Brown,* (disco) Black and White Records, 1945.
[15] JOHNSON, D. McI., *Indian Hemp, a Social Menace,* Johnson, Londres, 1952.
[16] RALPH, J., *Sunday Graphic,* 16 y 23 de septiembre de 1951.
[17] SILER, J. F., y otros, *The Military Surgeon,* 73, 1933, pág. 269.
[18] MARCOVITZ, E., y MYERS, H. J., *War Medicine,* 6, 1944, página 382.
[19] *The Marihuana Problem in the City oñ New York; Sociological, Medical, Psychological and Pharmacological Studies,* Cattell Press, Lancaster, Pa., 1944.
[20] ANSLINGER, H. J., y TOMKINS, W. F., *The Traffic in Narcotics,* Funk & Wagnalls, Nueva York, 1953.
[21] BROMBERG, W., *Journal of the American Medical Association,* 133, 1939, pág. 4.
[22] BROMBERG, W., *American Journal of Psychiatry,* 91, 1934, página 302.
[23] MESEINGER, citado por Winick, ver ref. 24 infra.
[24] WINICK, C., «Marihuana Use by Young People», en *Drug Addiction in Youth,* ed. Harms, Pergamon, Oxford, 1965.
[25] CHOPRA, R. N., y G. S., *Indian Medical Research Memoirs,* 31 julio 1939.
[26] ALLENTUCK, S., y BOWMAN, K. M., *American Journal of Psychiatry,* 99, 1942, pág. 248.
[27] LAMBO, T. A., *U. N. Bulletin on Narcotics,* enero-marzo, 1965.
[28] BECKER, H. S., *American Journal of Sociology,* 59, 1953, página 235.
[29] *Sunday Times,* 16, mayo 1965.

8. Alucinógenos

[1] COHEN, S., *Drugs of Hallucination,* Secker & Warburg, Londres, 1965.
[2] DINALDI, F., y HIMWICH, H. E., *Science,* 122, 1955, pág. 198.
[3] KLEE, G. D., *Archives of General Psychiatry,* 8, 1963, página 461.
[4] ROSENTHAL, S. H., *American Journal of Psychiatry,* 121, 1964-1965, pág. 238.
[5] KLEE, G. D., y WEINTRAUB, W., en *Neuropsychopharmacology* (ed. Bradley, Deniker, Radouco-Thomas), Princton, 1959, pág. 457.
[6] OSMOND, H., y SMYTHIE, J. R., *Journal of Mental Science,* 98, 1952, pág. 309.
[7] FRIEDHOFF, A., y VAN WINKLE, E., *Nature,* 194, 1962, página 897; y 199, 1963, pág. 1.271.
[8] Adaptado del libro de Cohen antes citado, ver ref. 1 supra.

9. El LSD aplicado

[1] Ditman, K. S.; Hayman, M.; Whittlesey, J. R. B., *Journal of Nervous and Mental Diseases,* 134, 1962, pág. 346.
[2] Blum, R. (ed.), y otros, *Utopiates,* Tavistock, Londres, 1965.
[3] Sandison, R. A.; Spencer, A. M.; Whitelaw, J. D. A., *Journal of Mental Science,* 100, 1954, pág. 491.
[4] Cohen, S., *Drugs of Hallucination,* Secker & Warburg, Londres, 1965.
[5] Cohen, S., *Journal of Nervous and Mental Diseases,* 130, 1960, pág. 30.
[6] Downing, J. J., citado en *Utopiates,* (ed. Blum), Tavistock, Londres, 1965, pág. 166.
[7] *Newsweek,* 2, mayo, 1966.
[8] *San Mateo,* IV, 25 y 34.
[9] Terrill, J., *Journal of Nervous and Mental Diseases,* 135, 1962, pág. 425.
[10] Ingram, A. L., *Journal of the American Medical Association,* 190, 1964, pág. 1.133.
[11] Cohen, S., *American Journal of Psychiatry,* 120, 1964, página 1.024.
[12] Cohen, S.; Ditman, K. S., *Journal of the American Medical Association,* 181, núm. 2, 1962, pág. 161.
[13] Ditman, K. S. y Cohen, S., *Archives of General Psychiatry,* 8, pág. 475.
[14] *Shorter Oxford Dictionary,* 1959.
[15] Klee, G. D., y Weintraub, W., *Neuropsychopharmacology,* (ed. Bradley, Deniker, Radouco-Thomas), Princeton, 1959, pág. 475.
[16] Dicho de palabra al autor por el Dr. David Cooper.
[17] Isbell, H.; Belleville, R. E.; Fraser, H. F.; Wikler, A.; Logan, C. R., *American Archives of Neurology and Usychiatry,* 76, 1956, pág. 468.
[18] Hofman, A., *Journal of Experimental Medical Science,* 5, núm. 2, 1961, pág. 31.
[19] Ludwig, A. M.; Levine, J., *Journal of the American Medical Association*, 191, núm. 2, 1965, pág. 92.
[20] *The Tibetan Book of the Dead,* ed. Evans Wentz, Oxford University Press, Londres, 1958.
[21] Leary, T.; Metzner, R.; Alper, R., *The Psychedelic Experience,* University Books, Nueva York, 1964.
[22] Cf. Editorial, *British Medical Journal,* 5.502, 18, junio 1966, página 1.495.

10. La cura y el fin de la toxicomanía

[1] Comunicado por Lord Stonham, subsecretario de Estado en el Ministerio del Interior.

2 Burroughs, W., *Junkie,* Ace Books, Nueva York, 1953, página 35.

3 Trocchi, A., *Cain's Book,* Calder, Londres, 1963.

4 Frankau, Lady, *Canadian Medical Association Journal,* 90 1964, pág. 421.

5 Bewtez, T., *Lancet,* 1965, i, pág. 808.

6 Glatt, M. M., *British Medical Journal,* 1964, i, pág. 1.116.

7 Winick, C., *Legal and Criminal Psychology* (ed. Toch), Holt Rinehart & Winston, Nueva York, 1961, pág. 357.

8 Vaillant, G. E., *American Journal of Psychiatry,* 122, número 7, 1966, pág. 727.

9 *Sunday Times,* 20, febrero 1966.

10 Holzinger, R., *Quarterly Journal of Studies on Alcohol,* 26, 1965, pág. 304.
rial, H. M. S. O., 1965.

11 *Drug Addiction,* Segundo Informe del Comité Interministe-

12 Isbell, H., *Medical Clinics of North America,* 34, núm. 2,

13 Bewley, T., *British Medical Journal,* 1965, ii, pág. 1.284.
núm. 5, 1964, pág. 948.

14 O'Donnell, J. A., *American Journal of Orthopsychiatry,* 34, 1950, pág. 425.

15 Tu, T., *U. N. Bulletin on Narcotics,* 3, núm. 2, 1951, pág. 9.

16 Winick, C., *U. N. Bulletin on Narcotics,* enero-marzo, 1962, enero-marzo 1964.

17 Laing, R. D., *The Divided Self,* Tavistock, Londres, 1960; Penguin Books, Londres, 1965.

18 Carlson, E. T. y Simpson, M. M., *American Journal of Psychiatry,* 120, 1963, pág. 112.

11. El control de las drogas

1 *Guardian,* 4 mayo 1966.

2 Trocchi, A., *Cain's Book,* Calder, Londres, 1963.

3 Blum, R., y Wahl, J., en *Utopiates* (ed. Blum), Tavistock, Londres, 1965, pág. 241.

4 Wilkins, L. T., *Social Deviance,* Tavistock, Londres, 1964.

5 Winick, C., *Legal and Criminal Psychology* (ed. Toch), Holt Rinehart & Winston, Nueva York, 1961, pág. 357.

6 Anslinger, H. J., y Tomkins, W. F., *The Traffic in Narcotics,* Funk y Wagnalls, Nueva York, 1953.

7 *Sunday Times,* 20 febrero 1966.

8 Wislicki, L., *British Journal of Addiction,* 59, núm. 2, 1963, página 37.

9 Connell, P. H., *British Journal of Addiction,* 60, 1964, página 9.

10 Editorial, *Lancet,* 1963, ii, pág. 989.

11 *Newsweek,* 11 marzo 1966.

1 Greenough, W., *Jones*, ... Books, Nueva York, 1955, página 95.
2 Tracciati, A., ... Calder, Londres, 1963.
3 Blackwell, ... *Medical Association Journal*, 1961, pág. 421.
4 Bewley, T., *Lancet*, 1965, I, pág. 808.
5 Glatt, M. M., *British Medical Journal*, 1965, I, pág. 1171.
6 Winick, C., en ... *Psychology* (ed. Toch), Holt, Rinehart & Winston, Nueva York, 1962, pág. 57.
7 ..., C. E., *American Journal of Psychiatry*, 122, 1965, pág. 727.
8 *Sunday Times*, 20 febrero 1966.
9 ..., *Quarterly Journal of Studies on Alcohol*, 26, 1965, pág. 704.
10 ..., 1965.
11 *Drug Addiction*, Segundo Informe del Comité Interministerial ...
12 ..., H., *Medical Clinics of North America*, 49, núm. 2.
13 Bewley, T., *British Medical Journal*, 1966, pág. 1284.
... 1964, pág. 248.
14 O'Donnell, J. A., *American Journal of Orthopsychiatry*, 34, 1964, pág. 427.
15 ... *Bulletin on Narcotics*, ..., 1957, pág. 2.
16 Winick, C., *U. N. Bulletin on Narcotics*, enero-marzo 1962.
17 Laing, R. D., *The Divided Self*, Tavistock, Londres, 1960; Penguin Books, Londres, 1965.
18 Carlson, E. T. y ..., M. M., *American Journal of Psychiatry*, 120, 1963, pág. 112.

14. El control de las drogas

1 *Guardian*, ... 1966.
2 Tracciati, A., ... Calder, Londres, 1963.
3 ..., en *Young* ... (ed. ...), Tavistock, Londres, 1965, pág. ...
4 ..., C., *Social Forces* ..., Londres, 1954.
5 Winick, C., *Legal and Criminal Psychology* (ed. Toch), Holt, Rinehart & Winston, Nueva York, 1961, pág. 302.
6 Anslinger, H. J., y Tompkins, W. F., *The Traffic in Narcotics*, Funk y Wagnalls, Nueva York, 1953.
7 *Sunday Times*, 20 febrero 1966.
8 Webster, I., *British Journal of Addiction*, 57, núm. 2, 1961, página 37.
9 Connell, P. H., *British Journal of Addiction*, 60, 1964, página 9.
10 *British Medical Journal*, 1965, II, pág. 959.
11 *Newsweek*, 14 marzo 1966.

Indice